Namorantes

Obras da autora publicadas pela Editora Record

Amar é preciso
Nós dois
Coragem para amar
Encontros, desencontros & reencontros
Gangorras do amor

MARIA HELENA MATARAZZO

Namorantes

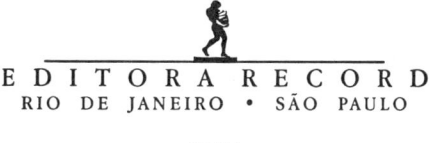

EDITORA RECORD
RIO DE JANEIRO • SÃO PAULO

2004

CIP-Brasil. Catalogação-na-fonte
Sindicato Nacional dos Editores de Livros, RJ.

M376n Matarazzo, Maria Helena
       Namorantes / Maria Helena Matarazzo. – Rio de Janeiro: Record, 2004.

       Inclui bibliografia
       ISBN 85-01-06854-3

       1. Amor – Aspectos psicológicos. 2. Relações homem-mulher. I. Título.

03-2471
                                            CDD – 158.2
                                            CDU – 159.9:392.6

Copyright © 2004, Maria Helena Matarazzo

Capa: Sérgio Campante

Direitos exclusivos desta edição reservados pela
DISTRIBUIDORA RECORD DE SERVIÇOS DE IMPRENSA S.A.
Rua Argentina 171 – 20921-380 – Rio de Janeiro, RJ – Tel.: 2585-2000

Impresso no Brasil

ISBN 85-01-06854-3

PEDIDOS PELO REEMBOLSO POSTAL
Caixa Postal 23.052
Rio de Janeiro, RJ – 20922-970

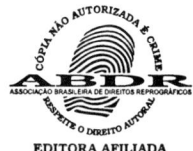

EDITORA AFILIADA

PARA WALTER TRINCA

Pela sua extrema sensibilidade e sabedoria.
Dele e com ele eu muito aprendi.

Marco Pólo Henriques revisou este livro com muita dedicação e entusiasmo. Todo o texto foi aprimorado pela sua capacidade de perceber quando uma palavra ou idéia estava fora de lugar e por seu talento de fazer pequenas sugestões que no final fizeram uma grande diferença.

Sumário

Introdução 13

PARTE I
A Atual Desordem Amorosa

CAPÍTULO 1 **Amor à vista ou perigo à vista?** 19
"Amar é viver": os idealistas
"Ver ou não ver": os realistas
"Ilusões perdidas": os descrentes
O desafio de escolher entre "os possíveis"

CAPÍTULO 2 **Namorantes descasados** 29
Como é ser descasado?
Vaga-lumes na noite
Agora está melhor do que antes?
Uma nova linguagem amorosa

CAPÍTULO 3 **A balbúrdia sexual da mídia** 39
"Cibersexo": o sexo virtual
Estranhos conhecidos
Armadilhas on-line
Por trás da máscara da Internet

CAPÍTULO 4 **Acreditando em magia: a psicologia da superstição** 53
Amor: cama de gato
Horóscopo, preferência nacional
Por que perguntar por quê?
A máquina de reparar amores infelizes

CAPÍTULO 5 **A utopia da fidelidade** 65
Acordo número um com o desejo: "Todo seu"
Segundo tipo de acordo com o desejo: "Nunca seu"
No limiar da fantasia
Terceiro tipo de acordo com o desejo: "Infielmente seu"

PARTE II
Os Campos Minados do Amor

CAPÍTULO 6 **Os três níveis de dívida emocional** 79
Dívida emocional atual
Dívida emocional recente
Dívida emocional remota
Como lidar com a dívida emocional

CAPÍTULO 7 **Por que certos namorantes se sentem mais inimigos do que amantes?** 89
Tipos de relacionamentos raivosos
Meio cúmplices, meio vítimas
O pedaço que falta
Amor e ódio: peças de um mesmo quebra-cabeça

CAPÍTULO 8 **Amores abertamente raivosos** 99
Como detectar a explosão
Como agem os raivólatras
Raiva impulsiva
Como enfraquecer a raiva

CAPÍTULO 9 **Amores encobertamente raivosos** 111
Raiva encoberta
Raiva furtiva
Raiva bem aproveitada

PARTE III
Novas Formas de "Estar Juntos"

CAPÍTULO 10 **O sabor da nova liberdade: a mulher guerreira** 123
Abrindo mão da magia em troca do real
Aprendendo com os próprios erros
Sim, o amor exige esforço
Coragem e confiança

CAPÍTULO 11   **Segundos e terceiros casamentos**   133
O certificado de garantia expirou
"Os meus, os seus, os nossos"
O buraco na cerca dos recasamentos
Arquitetos da própria família

CAPÍTULO 12   **Sexo: a eterna charada emocional**   145
As prioridades sexuais
As "barbies olímpicas"
Como chegar a uma experiência compartilhada

CAPÍTULO 13   **Abrindo caminho para o amanhã**   155
A busca pela fórmula do amor
Uma nova geração de namorantes
Sem tantos riscos e mais possibilidades
O amor e seus muitos destinos

Notas bibliográficas   167

Sobre a autora   169

Introdução

O MUNDO ESTÁ REPLETO DE PESSOAS QUE TENTAM ENGANAR você de propósito, fazendo-o acreditar que são o que não são. Muitas vezes, disfarçam bem a situação com camuflagens: homens que nunca usam aliança ou mulheres que produzem uma leve cortina de fumaça, inventando partes de sua história. Nessas condições, fica difícil decifrar o sinal: amor à vista ou perigo à vista?

Os mitos românticos podem ferir os namorantes. Alguns deles os fazem acreditar que não têm controle sobre a sua vida amorosa, mas isso não é verdade. Sua vida social e afetiva não é estabelecida pelo destino; você a determina.

Às vezes, você está num clima de diversão aventureira, quer surfar nas emoções para se sentir vivo. Existem encontros que podem deixá-lo intrigado, deliciado ou chocado. Outros parecem escorregar pelos dedos.

Em um mundo assim, como escolher? Como diferenciar pessoas que são realmente o que parecem ser de outras que são uma imagem retirada do real, inventada pelas idéias do marketing moderno ou dos meios de comunicação de massa?

As mulheres adoram romances e isso faz com que se "produzam" para se sentirem mais atraentes. Já os homens costumam dar mais valor ao provisório, não ao definitivo.

Por isso, é preciso cuidado para não viver um clichê, afinal não se pode "fabricar" uma emoção. Para ser verdadeira, ela deve surgir naturalmente, sem qualquer tipo de fingimento ou encenação, caso contrário se transforma em uma imitação forçada da vida e logo levará à desilusão. "Só restaram o alô e o tchau; no meio, as falas de sempre."

Felizmente, os namorantes estão cada vez mais cansados de representar, pois aprenderam por experiência própria que conquista sem desejo é uma farsa. Cada vez mais, querem fazer com que o começo de uma nova relação seja um começo de verdade, e não uma necessidade passageira.

Por outro lado, os desencontros são inevitáveis e fazem parte do jogo amoroso. Flertes malsucedidos, uma maré de azar e até golpes duros, como uma traição inesperada, podem ir entupindo suas artérias emocionais e provocando infartos silenciosos: minimortes em partes do coração.

Certamente, muitos homens vão decepcioná-la, e só uma minoria entregará o que prometeu. Igualmente, um grande número de mulheres não passa de mera fantasia, a qual pode arrebatá-lo numa relação com muita adrenalina, mas nenhum conteúdo.

O mais surpreendente nisso tudo é que o coração dos namorantes tem um incrível poder de recuperação. Não se esqueça, porém, de que quem escolhe é você, ou, mais precisamente, seu grau de maturidade e consciência. Pessoas imaturas e oportunistas acabam se envolvendo com propostas de relacionamento tão imaturas e oportunistas quanto elas. É você que se deixa iludir ou não.

Quando se trata de amor, é muito comum pensarmos em soluções milagrosas. Mas a vida ensina que, embora existam sentimentos mágicos, como a compaixão, o amor não é mágica e não acontece em um passe de mágica. Um relacionamento é feito de trocas, de reciprocidade, e sempre é possível encontrar novas formas de estar juntos.

Em *Namorantes*, você vai descobrir que basta dar uma chance para o amor acontecer e, a partir daí, construí-lo passo a passo.

PARTE I

A atual desordem amorosa

Capítulo 1

Amor à vista ou perigo à vista?

A ATUAL DESORDEM AMOROSA É, EM GRANDE PARTE, RESULTADO das conseqüências negativas dos muitos mitos existentes sobre o amor. Os namorantes alimentam idéias erradas como a de que, quando amamos, não precisamos de nada mais. É também absurdo pensar no amor como um sentimento e depois queixar-se de que não é duradouro.

Sentimentos mudam. Aquela emoção inebriante e arrebatadora ligada ao sexo prolonga-se por algumas horas, ou poucos dias; a excitação e a euforia talvez durem meses, mas isso ainda é um tempo curto no calendário do amor. O clímax de um bom romance não ocorre logo nos primeiros capítulos, quando ainda faltam 300 páginas para o final. Assim, ficar vidrado nas sensações calorosas e borbulhantes dos momentos iniciais pode nos fazer confundir excitação com amor.

A paixão desenfreada é uma idealização e freqüentemente consiste apenas no sentimento de excitação, às vezes, avassalador. Na verdade, a idealização de quem amamos é o que em grande parte faz do amor uma emoção tão desejável; não há nada de errado em vermos a pessoa amada como "o ser mais maravilhoso do mundo".

Entretanto, a idealização tem seu preço: torna o amor maior do que o companheirismo e o desejo sexual, pois envolve a glorificação do outro. Aí a levamos ao extremo: procuramos alguém que nos ame totalmente, sem compromissos anteriores, sem paixões recolhidas. Mas é quase impossível encontrar alguém que tenha uma história assim, uma vida sem amores vividos ou perdidos.

"Amar é viver": os idealistas

Como tão bem explica o psicanalista carioca Jurandir Freire Costa, no seu estudo sobre o amor romântico[1], para os idealistas, amar significa trazer a felicidade para perto, mesmo que para isso seja preciso perderem a cabeça feito loucos. Eternos adeptos da utopia amorosa, declaram: sem amor estamos amputados de nossa melhor parte. A vida pode ser até mais tranqüila e livre de dores quando não amamos, mas a tranqüilidade obtida é a de um cemitério.

O amor-paixão romântico é visto como o bem supremo. É a experiência emocional que tem sua fonte no respeito e ternura pelo outro, é uma proteção contra a solidão, qualidades que implicam igualdade dos parceiros e uma grande reciprocidade. Esse amor é uma forma de interdependência, quer dizer, dependência mútua em prazeres, esperanças, tristezas e intenções para o futuro. Diante dessa imagem tudo empalidece. Nada substitui a felicidade sexual, nada traz o alento do amor erótico correspondido.

Os idealistas acreditam que o amor é a condição indispensável para a máxima felicidade e a atração romântica é considerada a base para a escolha do parceiro, para o resto da vida.

No passado, o amor divino é que era perfeito; hoje o amor humano tornou-se onipotente, onipresente e onisciente. Ele pode tudo, está em toda parte e resolve tudo. E a punição para aqueles que não conseguem amar e ser amados é o pavor da solidão, o estigma do fracasso emocional e a exclusão do mundo dos felizes. Muitos aderem ao lema "antes mal acompanhado do que só" na esperança de um dia encontrarem a tão sonhada "alma gêmea".

As pessoas ainda hoje aprendem que o amor é natural e, quando não têm essa capacidade de realizar o amor, culpam a si mesmas e raramente conseguem perceber que o próprio ideal pode ser um exagero. A idealização do amor tem, portanto, um custo. Não é verdade que tudo de que precisamos é estar amando; necessitamos também de trabalho, de pagar o aluguel, de amigos fiéis, de boa dose de coragem.

A excessiva idealização nos faz pensar no amor como garantia em vez de desafio, numa coisa fixa, não num processo de vaivém, ou seja: ora ele se manifesta, ora não. Esperamos sentir mais do que realmente sentimos e, por isso, desconfiamos de nós mesmos. Acontece que, como qualquer outra emoção, o amor varia de intensidade.

Apesar do amor romântico ser visto como uma experiência de cuidado mútuo, satisfação sexual recíproca, troca de ternura, entre outras coisas, a prática nega em boa parte tudo isso. O amor idealizado nunca é totalmente sereno e, se é muito sereno, pode ser que esteja se enfraquecendo. É o caso do romantismo amoroso que pretende ser o mesmo eternamente, uma "promoção por tempo ilimitado", em um mundo que a cada dia está se modificando, e daí surgem todas as inevitáveis diferenças entre os idealistas e os realistas.

"Ver ou não ver": os realistas

São muitos os dilemas da paixão amorosa. Na prática, muitos começam a se convencer de que, em vez de "amar é viver", "amar é sofrer".

Na ótica dos realistas, o amor é uma ilusão em nome da qual muitas pessoas sacrificam uma vida inteira. Numerosas mulheres se encontram sozinhas e frustradas porque jamais foram tocadas pela flecha mágica do que imaginam ser o amor romântico. E um grande número de homens não está de forma alguma preocupado com isso, mas sim voltado para outros interesses que consideram muito mais importantes.

Muitas mulheres relacionam-se sexualmente porque acreditam que isso pode levar ao amor, querem toda a paixão e muito mais, porém um número maior de homens se envolve sexualmente porque é tudo o que desejam: uma rápida conexão prazerosa e nada mais.

Uma das maiores contradições a respeito do amor é que, se ele não tem continuidade, não se realiza; se ele persiste, acaba enfraquecendo, ou seja: quando é bom não dura e, quando dura, já não entusiasma. "Não consigo entender o que aconteceu com todo aquele amor. Há momentos em que tudo parece voltar a ser como antes, mas no dia seguinte somente as paredes da casa continuam de pé." Muitos autores hoje em dia afirmam que a instabilidade do amor não é ocasional. O amor é, por natureza, sem descanso, sem repouso e vive em estado de flutuação. Navega-se no amor.

O amor moderno, dizem os realistas, tende para o descompromisso flutuante. O parceiro conta pouco. O amor tornou-se, assim, episódico e descomprometido com o amanhã, o próximo fim de semana, o resto da vida. Como conciliar o gozo da paixão com a responsabilidade para com o outro e o cuidado com a relação?

Os idealistas geralmente dizem o que o amor significa descrevendo "como ele deveria ser". Já os realistas, ao contrário, julgam conhecer o amor "tal qual ele realmente é".

Por trás das infindáveis condições dos que acreditam que "amar é viver", da vontade de tudo dar certo e das inúmeras desculpas para justificar por que o amor ainda não aconteceu, esconde-se a eterna esperança em um "mais tarde", "uma próxima vez". Isso ocorre porque, para os idealistas, o amor é uma promessa do tipo "se as pessoas reais não fossem o que são, tão imperfeitas, o amor romântico teria seu lugar na terra" e resistiria ao passar do tempo.

Os realistas, por sua vez, acreditam que o amor é incerto e freqüentemente traz sofrimento. Muitas vezes, não é um sonho, mas um pesadelo. Acontece que, ao contrário de nossas expectativas, o amor não é "a resposta" para tudo; apresenta tanto soluções quanto problemas. Amar não é entrar em um mundo onde não existam desilusões, medos, ciúme, raiva.

O amor, como todos os outros sentimentos, deve encaixar-se na vida, que em geral é cheia de tentações, problemas e obrigações. A vida é o que ela é e nós não somos anjos, mas sim seres humanos.

A pessoa amada somente é desejada se nos deixa felizes. Por outro lado, na hora em que amar dói, que a balança começa a oscilar, que o outro exige concessões, a rejeição torna-se inevitável. Será que o amor é bom mesmo e nós é que amamos de maneira incorreta? Ou o amor é o que é? Infelizmente, os realistas só conseguem ver armadilhas onde também existem satisfação, alegria, êxtase e, muitas vezes, felicidade.

"Ilusões perdidas": os descrentes

Mais do que entre os realistas, há entre os descrentes uma evidente intenção de desqualificar o amor. Poderíamos chamar os descrentes de "desamantes", porque são aqueles que dão ênfase exagerada aos sentimentos negativos existentes no estado de apaixonamento romântico: ciúme, ódio, medo, dor, desespero. Acima dos 40 anos, o discurso dos desamantes é um só: o amor é um campo minado.

Da linguagem de amor, muito acentuada na fase da conquista, nem sombra. É verdade que as mulheres com experiências traumáticas anteriores e poucas ilusões tendem a mentir, declarando-se apaixonadas e elogiando o desempenho do parceiro, em uma tentativa de mantê-lo e, talvez, desenvolver uma ligação amorosa. No entanto, embora o estratagema possa funcionar a curto prazo, não resiste por mais de alguns encontros. Além disso, a maioria dos homens descrentes, satisfeita a febre inicial que os motivou, saciado o desejo imediato, sente uma necessidade compulsiva de escapar, de inventar uma desculpa que tire do horizonte qualquer envolvimento.

Os descrentes são filhos do que se pode chamar de crise do amor. Consideram o amor romântico uma ilusão, porque talvez tenham idealizado no ser amado virtudes que, de fato, ele não possuía. Malcasados, frustrados, revoltados ou cínicos, infiéis ou traídos, na realidade ou em sonho, seja como for, os descrentes certamente se enquadram em pelo menos um desses casos.

Por outro lado, o número de homens e mulheres pertencentes ao grupo dos descrentes tem aumentado. Isso porque a velocidade da sociedade moderna faz com que existam cada vez menos pessoas dispostas a abrir mão de seus desejos ou conquistas por causa do ideal do amor romântico.

Todos querem amar, mas temem amar, porque acham que não vão receber o mesmo em troca. O resultado são renúncias, desapaixonamentos, abandonos, que acabam criando confusões e uma enorme descrença em relação ao amor.

Essas pessoas não olham mais para o outro como alguém que quer construir uma história de parceria, de ternura, tudo aquilo que o amor tem de melhor.

O desafio de escolher entre "os possíveis"

Será que para ter o amor como ideal é preciso esconder o que nele existe de humanamente imperfeito?

O amor romântico supostamente nos oferece "proteção" contra a solidão, mas na vida real nunca produziu tantos solitários. Todos vivem à procura. O ideal de amor-paixão nos convida a amar cada vez mais e melhor, mas no dia-a-dia forma legiões de incompetentes que, por diversas vezes, tentaram e não conseguiram. Procura-se desesperadamente o amor perfeito. Encontra-se, a torto e a direito, o amor imperfeito.

As confusões do jogo amoroso desmentem a promessa de um horizonte azul e faz com que a felicidade, assim como tantas outras coisas, ainda pareça uma utopia (um projeto irrealizável). O amor romântico cria o mundo dos "eternamente felizes", que para muitos não passa de uma miragem.

No século XX, a metáfora amorosa nos ensinou a buscar a felicidade na companhia do outro e a acreditar que esse ideal era imortal. Hoje, trata-se de pensar o que realmente significa "estar com", ser feliz junto, querer o melhor para o outro.

As verdades do amor são, portanto, múltiplas, conforme conclui Jurandir Freire Costa, e variam do tipo encantado ao desencantado. Nenhuma delas (idealista, realista ou descrente) pode dizer essencialmente o que é o amor, cabendo a cada um escolher a postura que melhor se encaixa na sua própria experiência de vida.

O limite da realidade

Se as pessoas continuam amando seus amantes é porque ainda são capazes de aceitar seus riscos e dividi-los. Sexo e amor são de certa forma uma escolha e nem sempre caminham juntos.

Por isso, tanto homens quanto mulheres fariam bem em respeitar a si mesmo e ao outro ao lidar com a sexualidade. O objetivo é estabelecer limites para si e para os outros. Sem limites, facilmente caímos do palco da vida e, mesmo sem querer, namorantes acordam grávidas ou contaminadas por um "micróbio do amor", ou seja, alguma doença sexualmente transmissível (DST).

Não estamos em paz com nossos prazeres ou com nossos desejos. Muitos pensam: "Esqueça o amor, vá atrás do prazer." O terrível face-a-face atual, no qual em poucos minutos dois estranhos tornam-se conhecidos e entregam-se sem reservas, é destruidor do desejo e da futura relação amorosa. Sem limites, facilmente escorregamos.

Por esse motivo, insisto: não crie um desastre para matar a sua fome. Questione-se antes de dizer sim. Lembre-se de que estabelecer limites não exclui pessoas. Ao contrário, eles as selecionam, o que é extremamente positivo para a sua trajetória de vida. O dia é composto de 1.440 minutos. Parte dele, dormimos, o restante passa voando. Seria um absurdo gastar tempo e energia sexual, um de nossos bens mais preciosos, com quem não merece nosso envolvimento e que pode nos machucar. Não se trata de renunciar ao prazer, à liberdade, mas de fazer uma triagem das possibilidades, uma escolha seletiva.

Como pergunta de forma contundente o filósofo americano Robert Solomon, em seu livro *O amor*[2], "por que nos recusamos a admitir que o amor possa ser de meio período, como ocorre com a tristeza, a alegria e os outros sentimentos?" Ele continua: "No amor, não queremos só sexo e segurança, mas também felicidade, companhia, diversão, alguém com quem viajar, sair, alguém de quem depender nas horas difíceis... Portanto, o amor é um estimulante emocional poderoso que pode parecer milagroso, porém tanto destrói vidas quanto as salva. E ninguém vende um remédio milagroso aos fregueses sem mencionar os efeitos colaterais ou a dosagem letal."

É um mandamento do amor, assim como da vida, fazermos continuamente avaliações e escolhas. Pense bem: haverá um desafio maior do que reaprender a escolher entre "os possíveis"?

Capítulo 2

Namorantes descasados

O CASAMENTO, NA VERSÃO HIPER-ROMÂNTICA, AQUELA DO "felizes para sempre", é uma instituição mutante, pelo simples fato de que o ser humano é um "eterno incompleto" e faz parte de um universo em constante transformação. Os tempos mudaram e, por isso, o casamento também mudou.

Com o início da possibilidade de separação, surgiu o termo "incompatibilidade de gênios", propositalmente vago para poder designar todo tipo de complicação. Na verdade, era apenas uma maneira mais elegante de dizer: "Já não agüento mais viver com você e ponto final."

Os casais se perguntam: que fendas o tempo abriu entre nós? Toda transição implica perdas e ganhos. O fundamental parece estar em apenas reconhecer que a relação não deu certo por "n" motivos, embora a intenção inicial tenha sido somente a de "juntos, construir o melhor possível".

Mas será que só isso basta para explicar as mortes conjugais e a visão do casamento como o túmulo do desejo sexual?

Os homens, de sua parte, procuram se justificar: "Agora me dou conta de que fiz promessas quando estava cego e apaixonado por uma mulher linda, sexy, feliz e saudável. Quando prometi, era inimaginável para mim que um dia eu veria aquela quase deusa deprimida, descabelada, desleixada."

Aqueles que tentam preservar os relacionamentos buscam uma conciliação entre o desejo de liberdade e o fantasma da traição. Querem substituir um contrato sufocante por um mais flexível. Isso contribuiu para o estabelecimento de uniões passageiras, em especial nos últimos anos.

A cultura dos descartáveis parece ter desabado sobre nós: tudo é comprado, consumido e logo jogado fora. Uma onda de liberdade sexual se estabeleceu, surgiu o "ficar", e vimos muitos breves encontros ou talvez uma série de relacionamentos amorosos menos prolongada tornarem-se habituais.

Os homens estão procurando se adaptar, ainda que muitas vezes com dificuldades aos novos tempos e às novas mulheres. Sentem-se inseguros diante de um mundo com mulheres empreendedoras, independentes, auto-suficientes. No caso do descasado, o conflito é ainda maior, porque, de repente, ele se vê sozinho tendo que lidar com uma série de situações com as quais já estava desacostumado.

As provações a que um descasado está sujeito são tantas que muitos livros, guias e manuais lançados recentemente procuram explicar esse universo de fortes expectativas e angústias, do trauma da separação à tentativa de estabelecer novos vínculos.

Como é ser descasado?

Dizem os manuais dirigidos aos homens: casar é "estar com", descasar é "estar só", a única diferença para o homem é que ele continua pagando todas as contas, tendo todas as dores de cabeça e, principalmente, um enorme sentimento de culpa por ter desistido de lutar.

Sabe-se que o homem descasado tem uma tendência maior de reparar no próprio corpo do que o casado. Obviamente, o fato de estar de volta ao mercado, como diriam os profissionais de marketing, mas já sem o viço da juventude, faz com que ele fique se examinando, procurando áreas onde falta cabelo, onde a barriga começa a crescer, onde existe flacidez etc.

Por isso, não raro, decide fazer todo um trabalho de revalorização do corpo (esportes, musculação, curso de dança de salão), porque, no fim de tudo, ele sabe: "Ainda não inventaram produto melhor do que a felicidade sexual."

Influenciado pelo marketing moderno, ele se dá conta do seu novo estado civil e pensa: "Devo encarar a mim mesmo como um produto e encontrar quem deseje sinceramente me comprar assim como eu sou hoje", "Não posso me esquecer de que o processo de compra é altamente seletivo e de que não estarei sozinho na prateleira".

Assim como fazem os vendedores, antes de atacar, o homem descasado deve começar fazendo uma análise do mercado e estabelecer o seu "nicho". Tendo a área definida, é preciso verificar se a "embalagem" está de acordo com os padrões atuais e fazer os arranjos necessários.

Nesse caminho, podem surgir muitas confusões. Uma coisa é sentir-se outro, renovado, outra é comportar-se como um solteiro e achar que ainda tem 18 anos. Esses homens são chamados de "quarenteen". A adolescência retardada pode ser colorida, divertida, apesar de dolorida sob vários aspectos, e alguns vivem esse personagem e todas as suas emoções intensamente, mas depois de algum tempo acabam deixando de acreditar nele.

A melhor chance enquanto descasado é melhorar a aparência pensando em toda essa modificação como uma brincadeira, como parte do jogo de sedução. Infelizmente, isso por si só não elimina completamente as dúvidas e incertezas.

É comum no homem recém-descasado o seguinte diálogo interno, no qual ele pergunta e ao mesmo tempo fantasia: "Será que eu vou encontrar alguém? Claro, com certeza vou. Entre 20 e 30 anos, definitivamente solteira. Pensando bem, também poderei encontrar mulheres de 30 a 40 anos, no máximo 40, separadas ou divorciadas, preferencialmente sem filhos. Nada como a liberdade!" Além dessas considerações, há também os conselhos dos amigos: "Nunca vá para a cama com alguém que tenha mais problemas do que você."

Isso mostra que os descasados costumam ser muito exigentes: uma mulher não serve porque usa roupa transparente demais, a outra não sabe fazer café, uma terceira não o paparica o suficiente e assim por diante. Enfim, não querem nenhuma cara feia, só resmungos meigos, diminuindo drasticamente as possibilidades de encontrar alguém, pois o que mais aparece na vida de um descasado recente é uma descasada recente, com suas muitas carências.

Vaga-lumes na noite

Ainda citando os manuais, nos quais os homens fazem suas reclamações ou proclamam suas exigências: "Onde vou achar hoje em dia uma mulher do tipo forno e fogão, ardente na cama e, ao mesmo tempo, que não se interesse mais pelo emprego do que por mim?"

Um encontro espontâneo aqui, uma companhia arrumada ali, uma cantada esquisita por telefone, uma proposta de madrugada... Essa busca da eterna juventude, da mulher ideal nos circuitos dos bares e danceterias parece não ter fim. "O jeito é fazer uma caipirinha com o limão desta vida."

Muitos homens acham deprimente ter de sair por aí com a finalidade explícita de encontrar alguém. Em geral, são encontros às cegas, que acabam em nada ou em lugar nenhum. "O melhor mesmo é encontrar os amigos no bar, ficar jogando conversa fora, dar risada das aventuras amorosas deles, porque nada como a distância para perceber o ridículo de certas situações."

Outros aderem ao cinismo e acabam se acostumando a ele: "Lembro-me de uma garota que fingia ser mais velha, um amor remoto, isto é, da semana passada. Cheguei até a alimentar umas fantasias eróticas, pornográficas, em que eu era intensamente correspondido", "Eu já me sinto apaixonado. Apaixonado? Ora, é claro que estou apaixonado! Aliás, pela quinta vez nesta semana".

A rotina de fracassos sentimentais faz com que os homens percam a confiança nas relações e deixem de acreditar nas mulheres. "Num dos raros momentos de lucidez, compreendo que, de paixão em paixão, as histórias se repetem; apenas os detalhes, o rosto, os seios são diferentes." Esses são os cínicos sem coração.

Além de achá-las interesseiras ou preocupadas unicamente com a própria segurança, os descasados julgam que as mulheres atuais são mandonas, dominadoras. Será mesmo verdade o que diz o ditado: "As mulheres mandam e os homens fazem o que querem"?

Enquanto isso, os copos de cerveja vão rolando entre os namorantes e as risadas aumentando de volume...

Agora está melhor do que antes?

Perdidas as ilusões, não se produzem mudanças sem sofrimento. Toda mudança requer uma readaptação. Quem descasa muda e quem muda tem que se fortalecer. Recomeçar a vida para muitos é simplesmente começar do nada. O que é muito diferente de começar de novo.

Os homens, em geral, tentam apagar tudo o que passou, como se não tivessem vivido até então. Mas existe a dor de estar no limbo, num estado civil indefinido, ou seja, ser "casado-descasado", como também existe a dor de estar em trânsito: casado ainda por descasar.

Nesse momento, passam muitas dúvidas pela cabeça: "Será possível voltar atrás e refazer o que já estava desfeito? Reconstruir no mesmo terreno?", "Quero conquistar outra mulher ou conquistar todas as mulheres do mundo?", "E agora, onde eu penduro a minha solidão?"

Bom, depois de tudo, o fato é que um descasado é alguém que está disponível de novo, pronto para ir à luta e conseguir. Além disso e o mais importante de tudo, confirma-se a sua certeza de que, no Brasil, existem mais mulheres do que homens, ou seja, a oferta é maior do que a procura, portanto ele só ficará sozinho se quiser. Se não encontrar a mulher dos sonhos, de qualquer forma transar é muito bom; se for a mulher dos sonhos, qualquer outra consideração é dispensável.

É mesmo? E a Aids? Para os homens, a camisinha costuma ser muito chata, algo como comer comida francesa congelada. No caso dos encontros passageiros, das parceiras casuais, concordam sem muita discussão. Caso contrário, à medida que os encontros se sucedem, questionam-se: "Mas será que vou ter de usar camisinha o resto da vida?"

Outros continuam achando que dá para saber pela "cara". Na hora em que ela pede a camisinha, tentam argumentar, seduzir e acabam ficando bravos, até que pensam: "Não tem jeito. Agora, ou desisto ou vou de camisinha mesmo." No final das contas, para um certo tipo de homem, resta o desalento ou mesmo a despreocupação de um avestruz que enfia a cabeça debaixo da terra.

"Chega de desânimo, vamos às alternativas", proclamam os manuais. É melhor pensar em como tornar o risco o menor possível. Quanto maior o número de parceiras, maior a probabilidade de contrair o vírus. Ou seja, aquela vontade de transar com todas as mulheres do mundo deve ser arquivada, resolvida na terapia ou mesmo em uma mesa de bar. Só não vale resolvê-la na cama.

Na verdade, todo esse desejo de aproveitar a vida de solteiro esconde um terrível medo de fracassar, de ser abandonado, rejeitado ou, em última instância, devorado pelas mulheres. Muitas vezes, os homens descasados têm a fantasia de que sairão lesados. Por isso, estão procurando mulheres mais jovens e menos poderosas. Muitos pensam que: "Como as mulheres são um mal necessário, o jeito é não desistir de encontrar uma gata muito doce, meiga, compreensiva, que adore fazer cafuné e me faça muito feliz."

Ao mesmo tempo, os descasados namorantes também sonham em ser cuidados, protegidos, acarinhados, principalmente por uma mulher-mãe. Desejam e esperam ser salvos do vazio, da pressão e da miséria afetiva em que se encontram.

Uma nova linguagem amorosa

Depois das aventuras dos anos dourados, dos anos rebeldes, dos tempos sombrios da Aids e, recentemente, da era da camisinha, a história de amor se transformou. As mudanças e nosso estilo de vida e a liberdade sexual dos últimos tempos interromperam a saga romântica que ia do namoro ao casamento, como se no amor moderno só existissem o começo e o meio.

São tantas as idas e vindas, tantas apresentações sem continuidade, que algumas pessoas sentem-se como se estivessem presas numa porta giratória e, a cada virada, ficam mais confusas. Uma obscura frustração as persegue, e acabam se perguntando que caminhos não souberam ou não quiseram construir.

Outros, ainda, desencantam-se com os encontros de curta ou curtíssima duração — aquela sensação de estar comendo um tufo de algodão-doce que se derrete em segundos na boca —, porque não se conformam com os breves lampejos de excitação que logo se apagam da memória ou se desmancham no ar.

Parecemos ter capacidade ilimitada de tapar os olhos, mas as minidesilusões constantes causam um tipo de dor que maltrata o coração. No fundo, nós apenas desejamos ser aceitos do jeito que somos e afrouxar nossas defesas.

A nova geração de descasados acredita ter encontrado o antídoto para todos esses perigos do relacionamento: cada um vive na sua própria casa e, sempre que os dois sentem vontade ou saudade, encontram-se, namoram, dormem juntos. No dia seguinte, cada um segue o seu caminho, sem cobranças nem obrigações. O fim é ser feliz. Não se pode esperar pela felicidade completa, como no século passado.

Certos ou não, o fato é que depois de toda essa transformação e do esforço para se adaptar ao amor moderno, muitas pessoas acabam descobrindo que o desgaste não foi tanto. "A potência do motor não é mais a de um carro de 150 cavalos de força, mas é a de um motor suave que, mesmo sem forças para grandes arrancadas, ainda permite trajetórias longas, muito prazerosas." E um dia acontece... De repente, sem que perceba, você se vê saindo com alguém com uma freqüência maior do que a esperada e, o melhor de tudo, gostando.

Moral da história: não somos produtos, muito menos mercadorias em exposição. Somos todos de carne e osso, gente com fome de gente, precisando urgentemente de cuidados, reciprocidade, prazer e amor.

Capítulo 3

A balbúrdia sexual da mídia

A QUANTIDADE DE ESTÍMULOS SEXUAIS QUE TRAFEGA PELOS meios de comunicação, como celulares, televisão, Internet, é impressionante. Nossa mente erotizada viaja em todas as direções, desejamos o prazer instantâneo em tempo real. Na verdade, o prazer não é mostrado pela mídia como facultativo, mas sim como imperativo: todos têm que aproveitar ao máximo. O prazer obrigatório passou a substituir o prazer proibido.

Atualmente, vivemos cercados dessa incrível "balbúrdia sexual": prazeres prometidos ou exibidos, preferências descritas ou procedimentos ensinados, há de tudo. Sem nenhum significado simbólico, o sexo transformou-se no "ruído de fundo" do nosso dia-a-dia.

Antigamente, na televisão, bastava a nudez parcial para excitar o desejo, mais isto agora se tornou banal. Hoje, os apelos são constantes, com cenas periódicas de sexo explícito em todos os horários (infantil, sessão da tarde, horário nobre etc.), além de cenas de sadomasoquismo, apresentado diante das câmeras sob os mais variados disfarces: mulheres mascaradas, com chicotes na mão, feiticeiras siliconadas etc. Esse é o sadismo *glamourizado*, que muitas vezes provoca uma reação poderosa, visceral, ou seja, uma vontade louca de ter nas mãos aquilo que está na tela. Gera uma fome que não vai embora.

O exagero leva à desvalorização. Infelizmente, esses excessos causam nos namorantes uma visão cada vez mais distorcida e confusa do sexo. O que é normal? O costume de não se envergonhar mais diante de coisa alguma tornou-se geral. Em matéria de sexualidade, não se trata mais de contrapor o permitido e o proibido, o moral e o imoral: isso é certo, aquilo é errado, isto faz bem, aquilo faz mal, isto traz felicidade, aquilo traz confusão.

Alguma coisa virou pelo avesso na nossa sociedade. Queremos desejar mais intensamente e satisfazer todos os nossos desejos. Não queremos sofrer privações. Acostumamo-nos a querer tudo, porque nos julgamos uma "totalidade", portanto nossas necessidades precisam ser constantemente supridas. Nesse processo de autobajulação ("Eu mereço"), assim como o consumo de supérfluos, o sexo cibernético, o amor paixão televisivo também assumem a forma de moeda forte da felicidade. "Quero tudo e todas…"

No mundo moderno, beber, comer a dois, entregar-se ao amor fazem parte dos requisitos para a felicidade, mas não só isso. Agora, possuir um telefone celular, para poder ser localizado em qualquer lugar, e entrar nos bate-papos da Internet para ter orgasmos cibernéticos tornaram-se requisitos indispensáveis para muitos namorantes, como se isso por si só matasse a fome.

Nos meios de comunicação de massa, o sexo é exaltado porque ele dá lucro. A revolução sexual favoreceu a explosiva comercialização, da pornografia aos acessórios sexuais. O sexo de todos os tipos vai a leilão e a pergunta se resume em: "Você pode pagar?" Você pode ter uma televisão a cabo, um computador, entrar na Internet? Existe um risco nessa multiplicação infinita de possibilidades. Sexo que você busca nos sites da Internet ou a que assiste no Sexyshow na televisão é virtual, é uma imitação da realidade, muito diferente do envolvimento sexual, esperado, prometido, sentido na pele.

A partir do momento em que o sexo passou a ser comercialização como um produto pela mídia, aquela diferença que havia no passado entre prazeres permitidos ou proibidos, desejos satisfeitos ou frustrados, volúpia acessível ou fora de alcance, praticamente desapareceu. Essas falas e imagens pornoeróticas alimentam uma enxurrada de fantasias, uma insatisfação com o que eu tenho e uma vontade louca de ter mais.

Essa fome se parece com aqueles pequenos monstros insaciáveis dos videogames que estão continuamente se devorando. Só que no videogame da vida é preciso que o desejo seja preenchido com alguém de carne e osso, com um coração pulsante, para que ele se satisfaça e volte cheio de vida, senão ele se transforma numa fome constante que não desaparece, e você nunca tem a sensação de estar realmente saciado, pois passa a sua vida "tomando sopa com garfo".

"Cibersexo": o sexo virtual

Os milhões de espectadores insaciavelmente famintos por novidades e histórias de amor também tentam fazer delas uma parte real de suas vidas. Uma das maneiras mais recentes é por meio do chamado "cibersexo" ou sexo virtual, no qual os namorantes "achados ou perdidos" se encontram por acaso em um espaço onde tudo pode ser dito: os *chats*.

A principal motivação do acesso à Internet é buscar informação e também diversão. Entretanto, não é esse o objetivo das famosas salas de bate-papo, os *chats*, geralmente motivados pelo interesse em conhecer novas pessoas, ou seja, experimentar sonhos delirantes em um jogo de sedução sem fim, que pode sempre recomeçar.

Um grupo de pesquisa da Universidade de Brasília, que publicou um livro excelente intitulado *Sexo, afeto e era tecnológica*[3], estudou os chamados *chats* ou bate-papos, principalmente os relacionados a sexo e afetividade. Segundo os participantes da equipe, ao mesmo tempo que o avanço tecnológico da comunicação via satélite gera um mundo imenso e sem fronteiras, podemos perceber muitos pequenos grupos meio solto, meio secretos, se unindo por meio do laço imaginário da comunicação.

Esses grupos se reúnem através dos vários programas da Internet, nos quais há inúmeras salas onde as conversas acontecem on-line. Algumas salas apresentam rótulos como "amizade", "sexo virtual", "GLS" (gays, lésbicas e simpatizantes). Também podem estar divididas por regiões do país ou ainda por idade. Os freqüentadores das salas geralmente usam um apelido (*nickname*) e podem bater papo com uma ou várias pessoas ao mesmo tempo.

Essas conversas se dão via teclado de computador e o pseudônimo ("gostoso", "liberada" etc.) garante a todos o anonimato. Em princípio, pode-se dizer o que quiser sem medo de represálias ou de maiores conseqüências.

Uma mesma pessoa pode ter apelidos diferentes para situações diferentes. Essa tática é a preferida daqueles que gostam de conquistar vários tipos de pessoas por meio de abordagens diversas. Seja com boas ou más intenções, os internautas transformam-se em personagens, simulam identidades e adotam traços de personalidade conforme as circunstâncias.

Como as pessoas não podem se ver ao vivo e em cores, a única manifestação possível é o texto. Em um canal de *chat*, por se tratar de uma conversa coloquial, em tempo real, o texto é recheado de abreviações. Não são textos românticos, trata-se de uma linguagem semelhante à de bilhetes que circulam em barzinhos ou em salas de aula.

Assim, a abreviatura *vc* significa *você*, *tb* substitui o *também*, as palavras escritas com letras maiúsculas indicam que o interlocutor está gritando etc. São dezenas de símbolos e ferramentas diferentes, como o ICQ, que permite ao usuário saber quando seus colegas e amigos estão conectados e, após esse reconhecimento, permite a eles trocar mensagens ou mesmo entrar em conversas particulares.

O anonimato dos bate-papos (*chats*) torna quase impossível determinar, senão por algum deslize, se o usuário é uma mulher ou um homem, se realmente é uma pessoa carente e necessitada de ajuda conforme se apresenta ou se está apenas brincando com um grupo de amigos, testando-os, provocando-os.

Os tipos parecem reproduzir as caricaturas criadas pela mídia, como a figura do machão, conquistador, garanhão, e da superfêmea, caçadora, sedutora, que vendem a idéia do prazer absoluto. E uma das saídas possíveis para essa expectativa impossível dos namorantes passa a ser justamente a busca do prazer virtual, uma guerra de conquistas, que exige apenas o exercício da imaginação. O mundo dos *chats* é esse mundo sonhado da liberação sexual, em que tudo é permitido.

As expressões usadas são quase todas pré-fabricadas e não fogem ao lugar-comum da linguagem machista: "morena caliente"; "estou louca por uma noite de amor"; "meu corpo é um tesão", entre muitas outras.

O corpo do outro normalmente nunca chega a ser conhecido, portanto é apenas uma criação da fantasia de cada um. Na verdade, esse sexo a distância, vazio de significado, parece trazer também a falta de compromisso e solidariedade com o outro, que não chega a se tornar um namorante. O anonimato proporcionado pelos *chats* cria um ambiente propício ao descompromisso, pois não existe a necessidade de dar satisfação a ninguém, já que todos são, de certa forma, desconhecidos. Os internautas namorantes vivem o prazer momentâneo, fixam-se no presente e não têm projeto de futuro, preferem nem pensá-lo.

Estranhos conhecidos

O que une os seres humanos? Geralmente, o lugar onde moram, a língua que falam. Mas e se não houvesse fronteiras geográficas e todos estivessem livres para se comunicar com qualquer pessoa, até mesmo sem saber o seu verdadeiro nome?

É isso o que acontece o tempo todo no mundo virtual, esse universo praticamente ilimitado cuja maior promessa é a possibilidade de ser o que não é. Nas salas de bate-papo, o que vale é a imagem que o outro tem de mim, ou seja, o que você parece ser é mais importante do que quem realmente você é.

Relacionando-se com um namorante invisível e estranho, o "conhecer o outro" torna-se ilusório. Ninguém sabe quem é o outro. Não se tem idéia da sua personalidade, de seus valores e princípios, o que teoricamente favorece a liberação de instintos e fantasias irrealizáveis na vida real.

No entanto, em vez dos namorantes inovarem, inventarem, as frases que predominam nos *chats* se limitam a reproduzir os clichês e estereótipos criados pela mídia. Trata-se de uma forma nova de comunicação, sem dúvida, mas feita de cópias daquela já existente nas novelas e revistas pornográficas.

O tempo todo o usuário que é namorante faz questão de testar, de saber, de confirmar se o outro ainda está disponível para assistir às suas manobras verbais no teclado. Na maior parte do tempo, os diálogos dos *chats* resumem-se a um duelo de gritos ortográficos (letras maiúsculas) que existem basicamente para o combate da solidão, pouco importando o sentido ou a validade daquilo que está sendo comunicado. As mensagens enviadas podem ser absurdas, até chocantes, mas rapidamente todos se acostumam a tudo.

A maioria das conversas nos *chats* voltados para o tema do sexo acontece à noite, mostrando que esta ainda é a hora mais propícia na imaginação das pessoas. Obviamente, esse horário também coincide com o momento de lazer da maior parte da população. De todos os grupos, um deles parece ser o mais beneficiado: os homossexuais, principalmente pelo fato do *chat* ser um ambiente discreto, em que os marginalizados não precisam se expor tanto como no mundo real.

De qualquer forma, segundo a pesquisa, as relações mantidas via Internet não estão substituindo as relações reais, sendo, no máximo, complementares. Nos *chats* de sexo, especificamente, constituem-se apenas em um passatempo, uma diversão: um homem ou uma mulher sozinhos diante de uma tela e um teclado que se excitam intensamente imaginando ver sem poder tocar, visualizando cenas exóticas com um número imenso de parceiros.

Essa situação é totalmente diferente dos *chats* de amizade, em que geralmente os amigos em potencial têm como fim último conhecer-se pessoalmente e estabelecer algum tipo de vínculo.

Armadilhas on-line

O que o homem faz para sobreviver no seu mundo e buscar a felicidade?

Apega-se ao lúdico, ao faz-de-conta. Por isso, não pode haver ambiente melhor do que um *chat*, em que cada pessoa tem um apelido simpático, sexy e não existe o contato visual. Somente ali é possível entrar e sair da sala a qualquer momento. Os usuários entregam-se à ousadia de criar uma infinidade de personagens, cenas eróticas as mais variadas, tendo como limite apenas a própria imaginação. Todos podem realizar um sonho delirante: mudar de vida, alterar seu destino, ser quem não é...

Dessa forma, muitas dificuldades e barreiras podem ser mascaradas: a aparência física, estado civil, identidade sexual, desejos antes inconfessáveis. Ao se desligar o computador, por mais incrível que pareça, além das opiniões terem sido minimamente ou nada mudadas, os interlocutores mal se lembram do que disseram.

Isso mostra que as pessoas têm cada vez mais dificuldades de manter um diálogo autêntico no qual cada um esteja realmente disponível para o outro. Na Internet, o que acontece é um monólogo disfarçado de diálogo. A principal causa disso é o medo. Medo que os namorantes sentem do contato sexual, da Aids, do outro e do sofrimento que o encontro pode provocar.

Depois de muitas tentativas estéreis, relacionamentos desfeitos, um namorante passa a evitar o contato e com freqüência acaba escolhendo comunicar-se por meio dos *chats*, graças às comodidades que lhe proporciona. Uma hora alguém aparece, no instante seguinte desaparece. A dinâmica possibilita que se estabeleçam amizades e inimizades quase que instantaneamente. "Basta um clique para encontrar alguém à espera. Da mesma forma, para deletar alguém, apagá-lo do meu vídeo, da minha vida, basta outro clique", e assim por diante.

Só que a vida real não funciona por cliques. Nos *chats*, a pessoa pode até evitar os riscos que seus medos apontam, mas empobrece seu existir. O espaço que parecia de liberdade total acabou se revelando um local de aproveitamento reduzido, perda de tempo inevitável e insatisfação bastante provável. As pessoas descrevem-se como homens e mulheres idealizados, demonstrando a conhecida necessidade de atenção, aceitação e aprovação, só que nesse caso serão aprovados pelo que "não são", o que torna impossível o encontro verdadeiro, real, face a face.

Por trás da máscara da Internet

A Internet é um grande reflexo deste mundo que se apresenta cada vez mais rápido e caótico. O ato de falar, ouvir, como fonte de excitação sexual existe em diversas situações: um sussurro estratégico, uma voz sensual ao telefone etc. Na Internet, encontramos todo tipo de pessoas, inclusive namorantes bem jovens, que procuram ter o máximo de excitação no menor tempo possível, o que torna os contatos cada vez mais superficiais.

Até que ponto a atração sexual no mundo virtual é também real para quem a vive? O sexo praticado nos *chats* é um jogo de sedução, uma automasturbação. Mas há um diferencial básico na comunicação sem contato visual que não pode ser subestimado: ao valorizar o texto, e não a aparência física, a comunicação facilita a vida das pessoas tímidas, que têm muita dificuldade de se aproximar de outros namorantes.

Por ser livre de toques, o sexo virtual reduz os riscos. Não há obrigação de qualquer espécie, basta um clique de mouse para desconectar uma conversa desinteressante e começar uma nova, que também só será mantida enquanto os envolvidos estiverem satisfeitos.

Mesmo nos relacionamentos mais duradouros, com troca de fotos, e-mails e contatos constantes, é possível simplesmente cortar a comunicação de uma hora para outra. Caso um internauta decida não responder mais às tentativas de contato do namorante, não há o risco de encontrar a pessoa na rua — mesmo que a encontrasse não a reconheceria — nem de se deparar com ela batendo à sua porta inesperadamente.

Na verdade, esse sentimento de liberdade total proporcionado pelas relações e conversas on-line é um eterno convite à infidelidade. Essa facilidade de passar de um para outro deixa as pessoas perdidas e muito inseguras, porque não têm mais referências sólidas (quem, quando, onde) para definir esse mundo virtual que constrói e destrói possíveis enamoramentos de forma cada vez mais acelerada.

O emaranhado de encontros virtuais só permite participações imediatas, impulsivas e muitas vezes impensadas. É a emoção em movimento, o prazer pelo prazer. Apesar dos jornais e revistas não pararem de contar casos de pessoas que se conheceram pela Internet e chegaram a se casar, esse tipo de acontecimento não costuma ser comum.

Não podemos negar que a Internet permite uma nova atitude no que diz respeito ao comportamento sexual e afetivo, os contatos tendem a ser de curta duração, mas por outro lado experimenta-se um intenso prazer devido à falta de barreiras. Os namorantes na Internet são como naantes em mar aberto que se cruzam à vontade e podem ir aonde quiserem.

Entretanto, as relações virtuais ainda não se tornaram melhores nem mais autênticas do que as outras formas humanas de encontro. Só seduzir não basta para manter uma verdadeira ligação amorosa. Isso porque a realidade virtual não apresenta de fato uma saída para as nossas fomes, não leva ao companheirismo, não nos permite sair da nossa solidão.

O cibersexo cria uma proximidade distante, elos afetivos que se formam para logo em seguida se desatarem; é como se estivéssemos navegando pela vida sem sermos tocados por ela.

Capítulo 4

Acreditando em magia: a psicologia da superstição

NÓS TODOS VIVEMOS EM UM MUNDO DE INCERTEZAS. Assumimos vários riscos quando saímos de casa, dirigimos um carro, mudamos de emprego ou nos apaixonamos. As conseqüências das nossas ações podem ser alegres ou tristes, inofensivas ou desastrosas, mas raramente são previsíveis.

Todos podemos ficar doentes a qualquer momento. Muitas vezes até conhecemos os fatores de risco, mas quase sempre não temos controle sobre eles. Os múltiplos sintomas de uma doença, alguns mais conhecidos, outros pouco divulgados ou mesmo desconhecidos, fazem com que todos sejamos vítimas em potencial do medo: "Será que a gripe me atacou? Ou será que estou com pneumonia ou algum problema mais grave?"

A incerteza faz parte da vida, e os amantes lidam com ela de formas diferentes. Alguns vivem angustiados, outros ficam fascinados com os riscos e não sentem medo das flechadas da vida nem exibem suas cicatrizes. A maioria de nós, no entanto, segue enfrentando os acidentes de percurso e no caminho acaba adquirindo superstições de todos os tipos.

A superstição é uma tentativa de controlar o incontrolável. Geralmente, é mais comum os namorantes recorrerem à magia quando se aventuram pela vida a dois em rotas cujo destino não é muito seguro. Essa é a forma que encontram para se manterem a salvo da atual desordem amorosa.

Mas não são só os namorantes que acreditam em magia. A superstição é bastante comum, por exemplo, entre os esportistas, que são famosos por adquirirem certos cacoetes bastante característicos: beijar o crucifixo após marcar o gol, bater na palma da mão do parceiro, agradecer de joelhos com as mãos levadas ao céu. Essas atitudes indicam a crença no poder de influência que as forças ocultas têm sobre a vitória e a derrota.

Já os adeptos dos jogos de azar, como cartas e dados, não vivem sem suas superstições. Apostam no escuro antes mesmo de verem o jogo que têm nas mãos, assopram os dados, enfim, criam um verdadeiro ritual antes de cada jogada. Concentram-se, tentam visualizar cada movimento e são encorajados a fazer isso pelos que os rodeiam.

Na verdade, um determinado tipo de comportamento só se torna supersticioso quando se atribui a ele um significado especial, mágico. Por isso, é preciso ter cuidado para não criar um "trio infernal": você, o outro e a magia, e viver preso ao seu encanto, como se existisse uma rede invisível, uma ligação inexplicável entre os três que governasse seu destino.

As origens das superstições são milenares, mas sabemos que durante a infância existe uma série de crenças que se manifestam por meio de brincadeiras saudáveis. A imaginação e a fantasia também estão presentes nos jogos das crianças: "Eu não acredito em fantasmas, mas morro de medo deles." Na vida adulta, às vezes regredimos, voltando a nos sentir crianças e agindo de acordo com essas crenças.

Amor: cama de gato

Diante do inexplicável, há três tipos de comportamento facilmente identificáveis: os amantes que acreditam cegamente; aqueles que crêem desacreditando, e, por último, aqueles que são totalmente céticos, descrentes, e não acreditam em nada sobrenatural.

A grande maioria das pessoas encaixa-se no primeiro ou segundo grupo. Praticamente todos nós temos alguma crença mágica, muitas vezes secreta, ou praticamos algum ritual supersticioso. Os namorantes são conhecidos e reconhecidos em toda parte por procurarem sensitivos, videntes ou cartomantes a fim de obterem respostas para problemas sexuais, descobrirem algum triângulo amoroso transitório (você, sua melhor amiga e ele), anteciparem futuros encontros ou desencontros. Parte da magia de um caso de amor é que você nunca sabe bem onde, quando e como ele vai se desdobrar.

As cartas são, de fato, um dos métodos mais populares de leitura da sorte. Na verdade, todos nós desejamos ser felizes, afortunados no presente e, sobretudo, no futuro. Muitas pessoas tentam adivinhar o futuro recorrendo à ajuda de terceiros. A maioria dos namorantes investe uma grande quantidade de energia psíquica na busca de certezas.

Em geral, os amantes já estão preparados para confiar na sorte, porque, de algum modo, sentem que os eventos em sua vida significam muito mais do que meras coincidências. A quantidade de tempo e atenção que dedicam a isso ("Preciso ler meu horóscopo") dá um colorido erótico a todo o seu dia: um brilho especial nos olhos, a esperança de um encontro inesperado.

Que o destino decida

Os mais crédulos confiam no caráter essencialmente benevolente da própria sorte, são otimistas convictos, a ponto de assumir os mais variados riscos em nome do que chamam de "Hoje é meu dia", e não hesitam em apostar naquilo que consideram "a grande chance". Na verdade, desde o início dos tempos, o ser humano se vê esperando por algo importante que está por acontecer.

Em relação aos namorantes essa espera prende a sua atenção e muitas vezes impede-os de se concentrar em outras coisas.

Estamos sempre à espera de que o telefone toque, por isso carregamos um celular, às vezes dois, para qualquer lugar, pois não suportamos a idéia de que alguém especial possa nos ligar e não nos encontrar. E não é só isso: esperamos que a cirurgia daquele que amamos acabe bem, que a entrevista de trabalho dela dê certo e assim por diante.

Nessas situações, nós estamos aflitos com o que vai acontecer, mas não existe praticamente nada que possamos fazer para afetar o resultado. Ainda assim, nessas esperas angustiantes e que parecem intermináveis, é muito comum os que amam, por exemplo, recorrerem a rituais supersticiosos como acender uma vela, que simbolicamente ilumina o nosso caminho e o das pessoas que amamos.

Mesmo sabendo que aqueles simples rituais não têm um verdadeiro efeito mágico, as pessoas recorrem a eles por causa da sensação de segurança que transmitem. "Afinal, não custa nada bater na madeira, acalma os nervos e ajuda a atravessar aquele momento difícil."

Assim, usar um talismã da sorte, acender uma vela ou bater na madeira, entre outras superstições, podem ser, em muitas situações, comportamentos razoáveis e até benéficos do ponto de vista psicológico, porque aliviam o sentimento de impotência diante da vida. De acordo com os estudos que estão sendo realizados sobre superstição, esta não é considerada sinal de loucura nem é anormal. Em doses moderadas, não cria problemas sérios na vida amorosa de ninguém.

Horóscopo, preferência nacional

Por que os namorantes se prendem tanto aos horóscopos?

A razão provável dessa popularidade está no fato de que, mesmo não havendo motivos racionais para confiar nos seus prognósticos, eles desempenham um papel importante na vida amorosa e sexual de um grande número de pessoas. Todos necessitam de um pouco de ficção e ilusão a respeito de si mesmos, ou como diz o ditado: de amarga já basta a vida.

No seu livro *Da impossibilidade de viver sem mentir*[4], a terapeuta I. Krüger conta que muitas pessoas consultam os horóscopos em jornais e revistas apenas por diversão. Já outros acreditam e chegam a planejar suas vidas usando os prognósticos dos astros, principalmente no tocante às relações amorosas.

Mas de onde vem esse poder dos horóscopos sobre o nosso destino? De uma forma geral, os astros respondem à pergunta "O que vai acontecer comigo?" com uma precisão que para muitos se assemelha a uma experiência do tipo: "Eu não disse?", "Eu sabia!"

Isso não é de admirar, pois em geral eles contêm frases simples e sobretudo afirmações positivas com as quais as pessoas sentem algum tipo de afinidade, conseguindo facilmente se identificar e concordar.

Quem não acharia acertada, por exemplo, a afirmação: "Ame e construa. Dê menos importância aos sonhos que não se realizam. Não se preocupe se tiver de caminhar em meio a uma intensa neblina. Apenas prossiga." "Você conhece seus pontos fracos e sabe como enfrentá-los. Tem dentro de si as soluções. Continue firme." "Tente: será uma queda-de-braço de resultados imprevisíveis. Dê o máximo e terá uma experiência inusitada."

As afirmações "Não tema nada"; "Brinque de olhos abertos"; "Não perca as oportunidades por simples descrédito em sua magia pessoal"; "É hora de assumir o que você vale" são o tipo de frase que faz com que a pessoa se sinta examinada, surpreendida com a revelação dos pequenos segredos que tenta ocultar.

"Apenas seu coração conhece o caminho: sua tensão é enorme mas não significa desgraça alguma. Pelo contrário, seu poder de realização está em crescimento. É hora de assumir a mudança"; "Progredir é ultrapassar limites. Não se pode entrar numa vida nova carregando a velha sem reexaminá-la." Dessa forma, namorantes se sentem aliviados principalmente por descobrirem que estão no rumo certo. Sua intuição é confirmada.

Por que perguntar por quê?

Os prognósticos do zodíaco também transmitem uma sensação de superioridade ao fazer a pessoa se imaginar livre das dificuldades impostas por certas situações de risco. O horóscopo permite não ter que procurar a causa, fugir, escapar da prisão de determinadas situações pelo menos por alguns momentos, algumas horas.

Os amantes que confiam nos horóscopos acreditam sobretudo nas afirmações otimistas, sendo que as pessimistas são, em geral, ignoradas ou simplesmente esquecidas. Se eles profetizam felicidade, prazer intenso e prosperidade, acreditam em cada palavra; se, ao contrário, eles assustam prenunciando azar ou perigo, tendem a dar de ombros e seguir em frente. "A todos os atos mal pensados corresponderá um fato inesperado", "Cuidado: maré de tempestade". Ao ler, pensam: "Não sei o que isto quer dizer e nem vou me incomodar, me preocupar."

Mesmo os amantes mais sagazes se deixam acalentar pelas promessas geralmente inofensivas dos horóscopos: "O tempo fará dos obstáculos de hoje as grandes oportunidades de amanhã"; "Será acreditando no melhor que estabeleceremos as condições para isso acontecer no futuro."

Todas as "revelações" do zodíaco transmitem basicamente conforto e segurança, com mensagens de coragem e esperança, como: "Fique atenta e não deixe a auto-estima cair. Tenha certeza de que vai sair da sua condição de 'ficante' para a de namorante." Ao receber uma dessas mensagens e a confirmação de que está no caminho certo, a pessoa sente-se mais tranqüila e diminui suas dúvidas ou sentimentos de culpa.

Por meio de pequenos parágrafos, verdadeiras fontes de estímulo, os horóscopos contribuem de alguma forma para diluir as angústias do cotidiano, e as pessoas parecem diminuir o medo de si mesmas e de seus parceiros. "Atue e não hesite. Não tema seu maravilhoso instinto. Ele guarda toda memória humana do imenso passado", "Há a possibilidade de tudo se complicar, mas se isso ocorrer você saberá desatar todos os nós e encontrar saídas." Isso lhes dá segurança para enfrentar as muitas opiniões contraditórias a respeito de quem são e como estão amando.

Os horóscopos da mídia impressa podem, assim, ajudar os que amam, mesmo que muitas vezes não passem de ilusão ou brincadeira. O que vale é que eles representam um tranqüilizante indispensável para as incertezas de muitos.

A magia da televisão

Por que procurar uma mulher de verdade se, para um homem se reassegurar de que seu desejo sexual continua queimando como fogo, basta olhar no comercial de TV aquela moça linda, que diz de um jeito tão gostoso, tão convidativo: "Liga para mim, liga?" Lógico que o telespectador sabe que ela não estava falando exatamente com ele, nem era com ele que tomava champanhe, mas "com um pouco de imaginação, quem sabe?".

Nós nos tornamos espectadores da vida e enganamos a nós mesmos quando deixamos de perceber a diferença entre assistir ao amor representado e enfrentar ativamente seus desafios. Quem se entrega às novelas com um pacote de salgadinhos nas mãos fica impedido de viver suas próprias experiências amorosas, pois já encontra um amor com data de validade definida: produzido em janeiro de 2000 e válido por seis meses com direito a inúmeras reprises.

As novelas são o passaporte para um céu de emoções perenes e dão a certeza de que, no final, tudo pode dar certo. No caso da sexualidade, a magia da telinha convida: "Busque seu lugar numa sociedade de ofertas múltiplas"; "Encontre seu produto favorito no supermercado das sensações (viagens idílicas, carros fantásticos, cartões que lhe conferem superpoderes etc.)".

A televisão funciona como uma espécie de termostato emocional, regula sua temperatura. Ela descontrai quem está tenso, excita quem está apático, consola quem está triste e, assim, até certo ponto, nivela os altos e baixos do nosso cotidiano.

De fato, cada vez mais as pessoas preferem ser anestesiadas a ter que passar pelo doloroso aprendizado das turbulências amorosas. Nas novelas mais antigas, o amor era embalado por histórias de adiamentos sem fim, renúncias insuportáveis, esperanças no futuro longínquo e lembranças de doces momentos do passado. Atualmente, nada nos parece mais estranho e tedioso do que aventuras que terminam em nada, sem orgasmos esplendorosos, ou sofrimentos sem remédio à vista, o que evidencia a nossa paixão por soluções mágicas.

Na vida real, hoje, existe muito mais abertura, maiores oportunidades, mas também um medo exacerbado em relação ao outro e um certo desencanto geral. A cada dia, um número crescente de deserdados da paixão busca a cura para os seus males.

A máquina de reparar amores infelizes

Desde as lições de vida oferecidas pelas personagens de telenovelas, passando por conselhos e opiniões de especialistas, religiosas, cartomantes, astrólogos e centenas de outros peritos, todos parecem querer resolver o problema dos amantes modernos. Uma descomunal máquina de reparar amores infelizes foi criada para aplacar a dor dos deserdados da paixão.

Muitas vezes o desejo ou o amor nascem da sua impossibilidade, ou seja, os obstáculos, as dificuldades, as proibições são os motores da paixão. Entretanto, no mundo atual, os casais se conhecem em encontros-relâmpagos.

Com isso, as relações amorosas tornam-se fugazes e superficiais, como se não passassem de seqüestros-relâmpagos: fica-se com tudo do outro para largá-lo logo em seguida. Conseqüentemente, as infidelidades são sucessivas neste mundo confuso de desordens amorosas. O contraponto disso são aqueles que trocam a quantidade de envolvimentos pela qualidade, procuram colocar uma certa ordem e aceitam uma única união, só que essa tem de ser "perfeita".

Tudo caminha muito rápido, o que não permite que haja continuidade. Em um mundo tão acelerado e fragmentado como o nosso, que produz tanta insegurança, muitos parecem ter descoberto um jeito de resolver o problema do desejo, da fome de amar, envolvendo-se apenas em relacionamentos passageiros.

Foi-se o tempo em que as pessoas se contentavam em viver e relembrar uma única história de amor. Atualmente, esperam encontrar pelo menos meia dúzia ou mais durante a vida. Outros, no lugar do amor, preferem apenas os relacionamentos por conveniência. "Somos quase namorantes." Fica-se junto porque se tem vontade e mantém-se o relacionamento somente enquanto for fácil lidar com ele sem problemas à vista. Ficam desligados de qualquer preocupação com o antes e o depois.

Quando terminam um relacionamento, já não buscam mais esquecê-lo a todo o custo, simplesmente aproveitam a experiência adquirida num próximo envolvimento amoroso. Entretanto, esse desligamento automático é apenas um truque, pois sugere um controle da situação que na maioria das vezes não se possui.

Divididos entre os adeptos do vaivém afetivo e os buscadores do "felizes para sempre", os namorantes muitas vezes abrem a porta ao afeto e ao fascínio do encontro real, mas acabam por descobrir que o amor pode até estar envolto em magia, mas não acontece num passe de mágica.

Capítulo 5

A utopia da fidelidade

O TEMA DA INFIDELIDADE É TÃO ANTIGO QUANTO ELA MESMA. Alguns autores acreditam que a fidelidade é uma característica da paixão, não do ser humano, ou seja, quando uma pessoa se apaixona, a sensação de plenitude não dá espaço a outros desejos.

É verdade que uma das grandes delícias do amor é aquele sentimento de desejo explosivo do outro. Os apaixonados têm um desejo de fusão, por isso nada nem ninguém mais importa. Absorvidos pelo turbilhão da paixão, tomados pela intensidade dos sentimentos que circulam, dificilmente terão disponibilidade para qualquer outro apelo, não por estarem ou se considerarem impedidos de sentir atração por outros, mas simplesmente porque não olham ao seu redor.

Em compensação, na hora em que a paixão acaba, e muitas vezes se transforma em amor, o olhar se desloca, e é preciso reprimir os impulsos para tentar garantir a fidelidade.

Na verdade, a idéia de fidelidade não é uma lei natural, quer dizer, a espécie humana não é monógama por natureza, mas sim por uma questão cultural, o que faz o conceito de infidelidade mudar conforme a época, conforme o país. Só há uma coisa que não se altera em qualquer lugar ou tempo, sociedade ou civilização: a dor da traição.

Embora a sensação daquele que é preterido ou enganado ainda seja das mais penosas, o mundo ocidental é hoje mais permissivo e já não pune tão severamente a infidelidade como no passado, quando mulheres infiéis eram açoitadas ou apedrejadas às vezes até a morte.

O mundo ocidental mudou. Atualmente, a fidelidade surge como uma escolha basicamente livre e consciente de quem não quer fazer o outro sofrer. Antes, as pessoas não podiam trair por vários motivos (religiosos, medo das conseqüências etc.); agora, não traem por convicção, sobretudo porque não querem.

Mas será que a fidelidade sexual em um relacionamento íntimo só pode ser alcançada à custa de repressão, já que estamos vivendo em uma sociedade permissiva, sem consciência de limites?

Em geral, acusamos os tempos atuais pelos descaminhos do amor, sem nos preocuparmos se esse amor é um ideal com o qual devemos apenas sonhar ou uma conduta emocional passível de realizar-se.

De fato, no nosso mundo hipererotizado, a fidelidade só é possível com um imenso esforço. Por outro lado, a infidelidade, a traição, não torna as coisas mais fáceis, pois transmite uma ilusão de liberdade ("Eu quero, eu posso") e de ausência de problemas ("Agora ou a qualquer hora"). Entrar na contramão da vida é muito excitante, mas não apenas está em contradição com a realidade daqueles amantes que traem, como também com os sentimentos daqueles que são envolvidos (desilusão, ira, desespero).

Há autores que vêem a fidelidade absoluta como uma utopia (de acordo com o dicionário, um projeto irrealizável) e, segundo eles, todos nós, de tempos em tempos, manifestamos o desejo de trair. Quem acredita ser totalmente fiel, tanto em suas fantasias quanto em seus desejos, em geral está se auto-enganando.

O mesmo acontece com os amantes que acreditam poder lidar sem maiores dificuldades com sua própria infidelidade ou a de seu parceiro. Trair ou ser traído tem um alto custo. Entretanto, o nível de consciência que cada um tem disso varia de pessoa para pessoa.

Desejos de infidelidade entre os namorantes são de vários tipos e podem ser manifestados de várias formas em cenários diferentes. Todos sabemos que as "quebras" de rotina (na academia, no escritório, no carro, depois do expediente) erotizam mais, permitem sonhos, apagam as coisas desagradáveis do dia-a-dia e reacendem a esperança de felicidade completa. Esse desejo pode ser vivenciado, reprimido ou ainda podemos fazer com eles vários tipos de acordos.

Acordo número um com o desejo: "Todo seu"

Muitas pessoas que amam estabelecem como condição para o amor e a satisfação sexual a realização de um verdadeiro acerto, um pacto de fidelidade. Os desejos permanecem, mas predomina a necessidade de um lar, de confiar realmente no parceiro.

É um movimento em direção a dar e receber segurança, por isso fazem questão de assumir um compromisso, uma "utopia específica". Isso significa que um certo número de homens e mulheres impõe a si mesmo, como meta pessoal, fazer com que a relação a dois seja o eixo principal da sua vida e tenha por base, cada vez mais, o desejo recíproco de juntar erotismo com ternura.

No meu livro *Encontros, desencontros & reencontros*, que trata basicamente da traição, defendo que a fidelidade é uma decisão, ainda que muitas vezes difícil. Muitos acham que fazer essa opção implica travar uma batalha constante contra os impulsos.

Em geral, companheiros fiéis têm idéias próprias sobre como deve ser o casamento e colocam a fidelidade como um princípio. Mantêm a fidelidade porque ela passa a ser considerada um importante valor, cultivado dia a dia, um desejo próprio, que vem "de dentro", não algo imposto "de fora".

Segundo tipo de acordo com o desejo: "Nunca seu"

Até que ponto a necessidade de exclusividade é uma questão de desejo e não de proibição? Sabemos que para certos homens e mulheres o pacto de fidelidade pode ser sentido como um aprisionamento, não só dos desejos, mas também das ações (olhares maliciosos, sorrisos insinuantes toques não tão acidentais etc).

Quando o desejo sexual se intensifica e não é redirecionado, como conseguem alguns, pode ser vivenciado sem limites. Esse é um outro tipo de "acordo" regido por conceitos completamente diferentes, permissivos, que podem levar ao outro extremo: uma atitude de infidelidade constante, de traição envolta em cinismo relativo ou absoluto.

No universo masculino tradicional, é possível identificar alguns sistemas secretos de crenças por trás dos quais os infiéis crônicos se ocultam. Para eles, a única razão para ainda estarem com a mesma mulher é porque, neste momento, acreditam piamente que não podem arranjar nada melhor.

O desejo do homem infiel é ir para a cama com todas as mulheres que despertem o interesse dele e acredita que, mesmo que ainda não tenha conseguido com algumas delas, isso poderá ocorrer após ele tomar umas poucas doses de uísque ou caipirinha.

Em contrapartida, quando pensam que correm o risco de perder a melhor coisa que possuem no momento (a mulher, os filhos, os bens), são capazes de mentir, de enganar até mesmo o melhor amigo ou de representar uma farsa para evitar que aquilo aconteça.

Em geral, o machismo favorece a infidelidade. Assim, se um homem tiver a oportunidade de ter relações sexuais com uma mulher atraente, sem perigo de ser apanhado e com pouco risco de contrair doenças contagiosas, por que vai recusar? "Afinal, homem é homem."

Esse tipo de comportamento, bastante comum, diga-se de passagem, leva a uma descrença generalizada em relação ao sexo e ao amor que pode ser resumida da seguinte maneira: "Qualquer coisa que um namorante infiel contar para sua parceira pode ser mentira; qualquer coisa que negar pode ser verdade."

Uma vez estabelecido que a verdade dele raramente é a verdade da mulher, ou aliás qualquer verdade, a lição que tanto homens quanto mulheres aprendem é o total ceticismo, expresso pela certeza de que não podem mesmo confiar uns nos outros, muito menos amar.

Para muitos essa é, de fato, a verdade atual das relações entre os sexos. Mais cedo ou mais tarde, as desilusões, as feridas emocionais, tendem a estabelecer os limites. Não importa o quão bem-sucedido seja o ato de enganar, as relações fortuitas costumam ser perigosas e exigem um estado de alerta permanente: "Atenção, perigo à vista"; "Cuidado, situação de altíssimo risco".

Vale lembrar que estamos vivendo em tempos de Aids e o cuidado consigo mesmo e com o outro tem de ser redobrado. Caso contrário, a infidelidade torna-se criminosa, porque, além de fazer sofrer, pode matar.

No limiar da fantasia

Como dizem os pesquisadores, o ser humano é um animal racional, como também é um animal sexual. Mas, como todos nós sabemos, muito diferente dos animais irracionais, ele tem uma mente que pode raciocinar, escolher e também fantasiar. Pode imaginar à vontade, sonhar de olhos abertos ou fechados, repetidamente, as mais diversas condutas sexuais.

Embora um homem diga que ama sua parceira, ele, apesar de realmente pensar que a ama, espontaneamente tem fantasias com outras mulheres, justificando para si mesmo que ansiar por variedade sexual faz parte da "natureza do bicho-homem". Afinal, uma vida ativa de fantasias permite a ele ser um sultão em sua própria cabeça.

Entretanto, tudo muda quando se rompe a barreira da fantasia e o desejo torna-se realidade. Mas o que é a barreira da fantasia de um homem? É a parede invisível que o protege, é a "Muralha da China" psicológica, é o último baluarte contra sua curiosidade sexual e a realização do desejo. Quando essa barreira desmorona e o sonho vira realidade, ele passa a ter de encarar as conseqüências.

O fato de um homem fantasiar que está com outra necessariamente não significa que isso vá acontecer. Na realidade, porém, sabemos que hoje em dia, caso ele tivesse a chance, principalmente se adotar essa atitude de descrença tão em moda, certamente faria uma tentativa.

De fato, em uma sociedade tão erotizada quanto a nossa, as pessoas podem sempre querer mais, ou pior, viverem eternamente insatisfeitas, daí as pequenas traições passageiras e circunstanciais serem encaradas por muitos amantes como necessárias. As "fomes" individuais precisam ser saciadas, ou seja, a felicidade de cada um exige que a barreira entre os sexos seja dinamitada. "O que pode haver de errado em pular a cerca no Carnaval? Afinal, acontece apenas uma vez por ano..."

A maioria dos homens, monógamos ou não, alimenta a fantasia de praticar sexo com outras mulheres. As mulheres, é claro, também fantasiam, mas a tendência feminina é mais para o romantismo.

Por outro lado, os homens que se excitam com fantasias eróticas também têm uma profunda necessidade de segurança, conforto e apoio. Sentem falta do ambiente familiar. Esses dois desejos contraditórios estão em permanente conflito na mente masculina. Se pudessem escolher, gostariam de ter ambos. Entre a segurança do casamento e as "quebras de rotina", os homens certamente prefeririam ter tudo ao mesmo tempo.

No entanto, a vida nos força a fazer escolhas. E, como já disse antes, a fidelidade é uma delas. Nesse caso, ser fiel torna-se um requisito da relação a dois, mas também o início de uma aventura cheia de percalços. Muitas vezes, não conseguimos evitar as dúvidas e nos perguntamos: "Por que não tomamos a direção oposta? Valeu a pena? Por que continuar?" A viagem até lá pode durar uma vida, pois a fidelidade não é um estado, ela precisa ser conquistada.

Terceiro tipo de acordo com o desejo: "Infielmente seu"

Por que exigir fidelidade no casamento se ela é uma virtude considerada por muitos como impossível de ser mantida? Atualmente, as relações entre os namorantes (casados, descasados ou solteiros) acontecem sobre um terreno extremamente movediço. Mas quando e onde os apaixonados foram diferentes?

Sempre existiram contradições, entretanto os segredos que os homens guardam a sete chaves e as mentiras que eles contam a três por dois quando o assunto é sexo têm a ver com outro tipo de acordo, que podemos chamar de "infielmente seu" ou "não todo seu". Pensam: "Se for a 300 quilômetros de casa, sem risco de ninguém ficar sabendo, será apenas uma meia traição", "Não foi minha culpa... Aconteceu, eu não parti para o ataque, foi ela que tomou a iniciativa. Quando me dei conta, já estávamos na cama."

Em geral, sabemos que os homens casados sempre se declararam contra o adultério praticado pelas mulheres, mas ao mesmo tempo o praticam. A novidade é que, diferente de há alguns anos, quando era comum o homem dizer a si mesmo: "Eu *sou* casado", hoje é mais comum o seguinte pensamento: "Eu *estou* casado." A condição de casado deixou, portanto, de ser parte da identidade ("Eu *sou* assim"), para designar apenas uma conjuntura do momento ("Eu *estou* assim").

O que o homem realmente pensa de tudo isso é que, se não fere a mulher (segundo a visão de mundo dele) nem compromete seu relacionamento (ainda de acordo com a sua forma peculiar de enxergar as coisas), "por que diabos não fazer?". Nesse diálogo interno imaginário, a mulher diria: "Mas isso me fere." E ele pensa: "Não se você não souber." E, então, certamente ele vai se empenhar para que a mulher não saiba.

Vamos ao tira-teima: Você é do tipo de mulher que tem o impulso de revirar cada pedra para ver o que está embaixo? Se você perguntar o que ele está pensando neste momento, qual seria a resposta? Ele sempre dirá o que você quer ouvir. Isso faz dele um mentiroso? Na cabeça dele, não. Isso faz dele um parceiro amoroso e atencioso? Na cabeça dele, sim.

Para ele, ser totalmente honesto não só seria uma atitude irresponsável, mas também danosa à pessoa que ama, sua namorante, além de irrelevante no esquema global das coisas.

De fato, não é possível viver sem mentir, até porque, em determinadas situações, a mentira é uma questão de pura sobrevivência. Além disso, o contrário da mentira não é a verdade nua e crua, mas sim a sinceridade. Entretanto, quando levadas longe demais, as mentiras podem conduzir ao caos e a catástrofes, porque provocam sofrimento e acabam com a confiança recíproca entre os namorantes.

Por isso, o melhor método para encontrar soluções para cada situação é praticar a defesa da própria dignidade e do próprio modo de ser.

Flutuações e bifurcações

Os casais atuais vêm enfrentando tempos de intensa turbulência, inconstâncias e flutuações. São casais emergentes, submergentes, mas em todos os casos flutuantes. Esses movimentos oscilatórios, pelos quais ora se sobe, ora se desce, ora um casal se aproxima, ora afasta, são cada vez mais freqüentes e próprios do relacionamento. Trata-se de uma maneira de viver a dois, uma espécie de pulsação, de vai-e-vem.

Os constantes movimentos podem aumentar ou diminuir as distâncias. No primeiro caso, cria-se um vácuo de amor que pode levar com o tempo à separação. No segundo, promovem reapaixonamentos, revitalizam a vida e os projetos em comum.

Hoje, viver junto com alguém é, para muitos, uma opção, um caminho que se escolhe seguir. Nele, os casais encontram bifurcações sucessivas. Um trecho tranqüilo seguido por uma bifurcação, outro trecho tumultuado seguido por outra bifurcação, às vezes um trevo... Enfim, uma estrada na qual uma vida intensa se elabora, busca suas saídas e acaba por encontrá-las.

PARTE II

Os campos minados do amor

Capítulo 6

Os três níveis de dívida emocional

AO LONGO DA VIDA, NÓS COSTUMAMOS ARMAZENAR SENTImentos e lembranças. O perigo surge quando eles são distorcidos e acabam vindo à tona de uma forma exagerada. "Na hora, ficou tudo escuro. Ele só foi dar por si depois que já tinha dito todas aquelas barbaridades." Agora, pense: quantas vezes o seu namorante reagiu com um ataque de fúria por causa de algo absolutamente insignificante?

Segundo o psiquiatra norte-americano David Viscott, no seu livro *Emotional resiliense (Flexibilidade emocional)*[5], se os problemas emocionais fossem classificados da mesma maneira que as doenças físicas, eles seriam chamados de "doenças de armazenagem", porque são alimentados por aqueles sentimentos mal resolvidos que guardamos dentro de nós.

As pessoas, em geral, e os namorantes, em particular, não manifestam suas emoções no instante em que elas ocorrem e adiam a sua expressão. Isso provoca uma dor que acaba dando origem a sentimentos como raiva, medo, culpa, entre outros. Esses sentimentos vão para uma espécie de banco emocional e lá são depositados como "dívida emocional".

De acordo com David Viscott, existem três níveis mais comuns de dívida emocional: atual, recente e remota.

Dívida emocional atual

Quando você deixa de expressar seus sentimentos em relação ao que acabou de acontecer, seja hoje, seja nos últimos dias ou semanas, está criando uma dívida emocional atual. Por exemplo, quando você sente uma forte sensação de rejeição por ter sido excluída do jantar que o seu namorante planejou com os amigos, mas prefere não comentar com ele para não parecer muito insegura. Nesse caso, você está aumentando o saldo devedor no seu banco emocional.

A não ser que você atribua uma importância muito grande a esse acontecimento, seja por ciúme, seja por não suportar ser excluída de um programa do seu parceiro, ele vai se apagar rapidamente da sua memória. Essa memória ocupa um espaço considerável no cérebro e, por não querer atulhá-la com coisas sem importância, você acaba esquecendo o fato. No entanto, um belo dia esse "esquecimento" vem à tona e, conforme a intensidade, desencadeia uma reação explosiva.

A dívida emocional atual refere-se justamente a esse espaço de tempo entre o "ferimento" e a sua manifestação. É uma condição na qual os sentimentos, em vez de serem expressos de forma adequada, são presos em uma armadilha.

Em grande parte, isso se deve à insegurança, ao medo da rejeição e à dificuldade que temos de revelar a nossa própria fragilidade. Entretanto, impedir que os sentimentos se manifestem adequadamente tira a nossa energia e, quanto mais eles são bloqueados, menos energia sobra para sermos nós mesmos e amarmos.

Na verdade, é muito difícil conter a si mesmo quando se tem uma dívida emocional, porque os sentimentos armazenados estão sempre querendo encontrar uma brecha para extravasar e, além disso, juntam-se aos problemas do dia-a-dia e aumentam de proporção.

Por isso, a melhor atitude é levar a vida tentando não acumular muita dívida emocional. Se soubermos o que estamos carregando e por quê, seremos capazes de nos liberar na hora certa e seguir avançando.

Dívida emocional recente

Quanto mais o tempo passa, mais os sentimentos armazenados alimentam a si mesmos e se expandem. Você nem percebe, mas as diferenças no seu comportamento são reais: você se encolhe, seus ombros viram para a frente e para baixo, a sua postura fica cada vez mais fechada. Nossas costas são nosso barômetro emocional, e muitas vezes as pessoas se queixam de peso inexplicável.

Emoções não expressas logo fazem o problema original parecer pior do que era. Por isso, conter-se consome muita energia. O ferimento, que no início parecia tão claro e simples, agora se complica.

Por exemplo, a raiva que você sentiu quando teve uma discussão com a sua sogra e o seu namorante ficou do lado dela acaba juntando-se com a raiva de injustiças mais atuais e também com aquelas mais antigas, das quais você mal se recorda. No fundo, essa raiva torna-se um sentimento sem um nome ou mesmo sem uma forma definida, que freqüentemente aflora e tenta escapar: "Por que será que eu sempre arranjo um jeito de agredir a mãe dele toda vez que temos uma discussão?"

Quando um sentimento resultante de um acontecimento recente, ocorrido só há algumas semanas, é armazenado, ele pode se unir a outros, ganhar força e parecer incontrolável. Aí vem a ansiedade: se deixar levar pelo medo de algum perigo, de um abandono, de uma reviravolta na relação.

"Telefonei e ele não estava no trabalho. Resolvi checar e não o encontrei." Nesse caso, uma ou duas coincidências podem ser suficientes para consolidar a certeza de uma traição.

Mesmo que se trate de uma "cisma" praticamente já esquecida, o fato de não ter sido esclarecida faz com que, de tempo em tempo, ela reacenda, levando você a interpretar um perigo atual de forma distorcida. Como em uma estufa, a "cisma" começa a crescer até ficar fora de controle. Enquanto isso, a imaginação se encarrega de preencher todos os detalhes.

Por isso, todos nós devemos armazenar o mínimo possível de mágoas, ressentimentos, para não carregar muito excesso de peso emocional na vida. Quando esse peso aumenta demais, estamos próximos do nosso limite de armazenagem. O que fazer? Precisamos procurar uma saída.

Como explica a renomada professora norte-americana Louise Hay, se você quer passar de um cômodo para outro, precisa se levantar e ir até lá passo a passo. Permanecer sentado na poltrona e exigir de si mesmo estar num outro cômodo não adiantará nada. O mesmo acontece com os nossos problemas. Queremos vê-los resolvidos, mas não queremos fazer as coisas que, somadas, levarão à solução.

Procure ajuda e, se possível, faça uma terapia. Nesse caso, examine o passado de modo que possa enxergá-lo com clareza, como também o seu próprio valor. Nunca podemos mudar totalmente o nosso jeito de ser. Tudo o que podemos fazer é compreender-nos e termos consciência de nossas forças e de nossas fraquezas. Quando amadurecemos, entendemos isso intimamente. Aceitar esses opostos nos permite examinar nossa vida de forma profunda e crescer.

Dívida emocional remota

Quanto mais antigos os sentimentos, mais misteriosos e embaralhados eles se tornam. Para aqueles que possuem uma dívida emocional remota, um acontecimento presente traz de volta uma lembrança vagamente familiar. A partir daí, você passa a ser "visitado" por muitos sentimentos que mal consegue identificar, alguns prazerosos, outros, não.

Esses sentimentos juntam-se a outras lembranças. Em geral, lembramos sem querer de sentimentos que estão guardados no armazém da nossa dívida emocional remota.

Às vezes, tudo isso vem à tona quando você se depara no presente com situações semelhantes àquelas já vividas. Nessas ocasiões, é muito comum um turbilhão de sensações se misturarem, como se os gritos da mais recente discussão com o seu namorante fossem reforçados pelos ruídos de todas as brigas anteriores. Então, você se sente confuso e desamparado.

De fato, acontecimentos do passado tendem a assumir dimensões exageradas quando são revividos, parecendo verdadeiras catástrofes sem solução. Entretanto, por mais terrível que tenha sido a dor experimentada no passado, nada pode ferir mais do que a insistência em se agarrar a essas lembranças doloridas. A solução é ir olhando para a frente, construindo o seu próprio caminho e deixando o passado para trás.

Existe muita esperança de crescimento quando se está disposto a aceitar o próprio passado. Crescer é modificar nossas respostas perante a vida. Crescer é se comprometer com a mudança. Mudar para descobrir. Nesse processo, a meta é questionar, desvendar a realidade, percebendo o que está por trás dela e, então, transformá-la.

Procure refletir com profundidade, assim como se faz em uma sessão de terapia: "O que eu sinto de fato? De onde está vindo este sentimento? Ele é familiar? De que maneira? Quando foi que ele ocorreu antes? Que acontecimento está ligado a ele?"

Quem não compreende as razões que estão por trás das próprias atitudes na verdade não compreende a si mesmo. Passa a vida preso a um mundo cheio de cantos escuros, onde forças desconhecidas influenciam o seu comportamento e dirigem a sua vida.

Não podemos mudar o passado, mas sempre é tempo de aprender a encará-lo de outra forma, reavaliando os próprios sentimentos e as situações já vividas.

O *estado* borderline

Uma pessoa *borderline* ("na fronteira"), segundo a definição de David Viscott, é justamente aquela cujos sentimentos decorrem sobretudo de acontecimentos passados, os quais estão sendo continuamente revividos no presente. Como os outros desconhecem a fonte desses velhos sentimentos, acreditam que a pessoa esteja reagindo aos atuais acontecimentos: "Ele fez todo aquele escândalo por causa de um simples *não*."

Os namorantes com personalidade fronteiriça não conseguem identificar de onde os sentimentos estão vindo nem o que eles significam. Acreditam que os outros são responsáveis por machucá-los e isso os faz ver o mundo voltado contra eles: "Ninguém me ama."

O grande volume de emoções armazenadas pelo amante *borderline* cria graves problemas, já que essas emoções estão continuamente escapando e se prendendo a acontecimentos inocentes do presente. Qualquer comentário pode detonar a lembrança de injúrias passadas e fazê-lo contra-atacar furiosamente. Para quem observa, pode parecer um ataque de loucura, por isso é muito difícil conviver com uma pessoa *borderline*.

Na verdade, segundo vários autores, o termo *borderline* não é empregado corretamente, porque não significa necessariamente que uma pessoa está "na fronteira" ou "à beira" de uma doença mental mais grave, embora o altíssimo nível de dívida emocional apresentado por alguns possa realmente afastá-los da realidade a ponto de entrarem em um surto psicótico.

Quando o reservatório de dívida emocional é "inundado", uma reação psicótica pode ocorrer. Normalmente, você comenta com os seus amigos: "De repente, ele pirou." Ou ainda: "Ela surtou de vez." Um gesto pode ser a gota d"água que desencadeará uma cena violenta.

Nessas ocasiões, é importante que um amigo ou alguém da família consiga chegar até a pessoa *borderline* e convencê-la a aceitar ajuda. Se for deixada sozinha, pode não ser capaz de reagir. Uma pessoa bem treinada, com muito tempo e esforço, poderá ajudá-la a encontrar outros e melhores caminhos.

Infelizmente, essas passagens da zona de fronteira para o total desligamento da realidade ("entrar na loucura") não são tão raras como antigamente se pensava. No entanto, atualmente, já há perspectivas mais encorajadoras para o estado *borderline*, pois existem muitos medicamentos modernos para o tratamento de vários tipos de psicose, sendo indispensável um constante acompanhamento médico.

Como lidar com a dívida emocional

Mesmo que você encare honestamente os seus sentimentos, é comum sobrar algum entulho emocional que sobrevive ao tempo. Todos nós temos resíduos de lembranças dolorosas que se manifestam no presente em forma de atitudes negativas e pessimistas, as quais muitas vezes nos pegam desprevenidos.

Por outro lado, quando compreendemos como os sentimentos fluem dentro de nós, na medida do possível já alcançamos a estrada principal para nos livrarmos das dívidas emocionais.

Uma vez livre da necessidade de negar e deturpar os fatos, tudo fica mais simples. Se não podemos entender o mundo em toda a sua grandiosidade, pelo menos é possível concentrar a nossa atenção no pequeno mundo que nos cerca e sobretudo em nosso próprio mundo interior, estabelecendo nele um tanto de compreensão, ordem e harmonia.

Lembre-se de que relações saudáveis criam emoções positivas. O vínculo profundo que você tem com o seu namorante gera sentimentos com alto poder de cura: amor, confiança, esperança, otimismo, vontade de viver. Afinal de contas, não há nada mais revigorante do que a sensação de amar e ser amado.

Capítulo 7

Por que certos namorantes se sentem mais inimigos do que amantes?

NINGUÉM PRECISA APRENDER A SENTIR RAIVA. ELA É ALGO QUE todos nós experimentamos desde o primeiro dia de vida, ainda que instintivamente. Podemos até dizer que ela faz parte das nossas "instalações", estando "embutida" em nosso sistema nervoso. Em geral, surge como uma irritação em resposta aos desapontamentos do dia-a-dia, mas as pessoas também costumam ficar com raiva quando são magoadas, feridas.

Você já se sentiu terrivelmente encurralado, como se nada nem ninguém no mundo pudesse compreender os seus sentimentos e só restasse a alternativa do ataque feroz, impiedoso?

A raiva é justamente esse sentimento de ser incompreendido, ofendido, posto de lado. No começo, ela pode ser uma ferramenta eficiente, afinal "quem não chora não mama", e a vida de todo ser humano depende desse estímulo-resposta. Mas, quando chegamos à idade adulta e a raiva se instala no relacionamento a dois, as coisas mudam e ficam bastante complicadas. Nesse caso, o que se pode fazer?

Tipos de relacionamentos raivosos

Segundo a psicoterapeuta norte-americana Bonnie Maslin, no seu excelente livro *Até que a raiva nos separe*[6], existem muitos tipos de relacionamentos raivosos. Algumas pessoas pensam que a raiva tende a passar caso a ignorem, mas é justamente o contrário. Se for guardada indefinidamente ou mesmo reprimida, ela tende a aumentar. Nesse processo, uma simples gota d'água pode acabar se transformando em um oceano de aflições.

Quantas brigas você já começou por causa da decoração da casa? Quantos desaforos já ouviu do seu namorante pelo simples fato de haver uma discordância de idéias? Enquanto você acha que foi uma provocação, ele diz que tudo não passa de um delírio de sua parte.

Qualquer ataque ou injúria emocional, por mais relâmpago que seja, drena nossa energia e cria um sentimento negativo: a mágoa. E mágoa acumulada gera ressentimento, que nada mais é do que a raiva cozida em fogo brando. O coração fica cheio de hematomas, como se tivesse sido marcado pela contusão. É daí que surge a dor.

Existem certos casais para os quais o fato de ficar enraivecido provoca um desconforto tão grande, uma dor de tal forma inaceitável, que a raiva é bloqueada e os sentimentos de ira ficam supurando dentro deles.

Nesse caso, ambos os namorantes sabem o que é sentir raiva, mas nunca a dirigem um contra o outro. Seus alvos preferidos são os inimigos externos, como os parentes, amigos, colegas de trabalho e empregados.

Pelo fato de acreditarem que estão sempre certos, é muito comum dirigirem a sua ira contra as pessoas com quem convivem diariamente, afinal quanto mais raiva sentirem por um adversário comum, menos conflitos criarão entre si.

Os familiares são os inimigos eleitos e prediletos. A sogra, por sua vez, continua sendo o alvo perfeito sob todos os aspectos: "Quem ela pensa que é? Ninguém tem o direito de dizer como eu devo me comportar à mesa, muito menos ela!" É bom ter consciência de que, quando os parentes do companheiro são agredidos, é a ele que se quer ferir.

O problema de lidar desta maneira com a raiva, direcionando-a para fora, é que ela consome muita energia, causa um enorme desgaste e jamais é realmente dirigida para o verdadeiro agente causador. Ou seja, a pessoa que deveria ser atacada nem fica sabendo que provocou algum problema. Dessa forma, os amantes não conseguem aliviar o "ciclo de mágoa e raiva", que vai se repetindo e tende a se perpetuar.

Meio cúmplices, meio vítimas

Há muitos namorantes que, além de não manifestarem a sua raiva entre si, também não conseguem deslocá-la para outros alvos. São casais que verdadeiramente enterram a raiva, evitando a qualquer custo os conflitos. Para se protegerem dessa fera, preferem ocultar e disfarçar seus sentimentos, fazendo de tudo para garantir que o desentendimento jamais penetre na sua relação. Parecem ter o coração revestido de "teflon", pois nada "gruda" e jamais ficam bravos nem se exaltam.

Existem também aqueles namorantes nos quais a raiva se manifesta mais por sintomas do que por palavras. Como não podem ficar abertamente raivosos, seus corpos manifestam as emoções que suas mentes não admitem: no lugar da ira, aparecem o mal-estar, as dores de cabeça e as doenças.

Quando a raiva não é manifestada de forma apropriada, sendo, ao contrário, mantida fechada a sete chaves, ela começa a destruir a "casa" na qual habita. Lembre-se: há sempre alguém que paga pela raiva; ao segurá-la indefinidamente dentro de si, você estará se autopunindo e poderá adoecer.

Alguns amantes vão para o outro extremo da escala. Ficam tão transtornados um com o outro, que explodem de fúria sem se importar com o local onde estão nem com as pessoas à sua volta. A raiva é disparada a esmo no shopping, no restaurante, no meio da rua, na frente dos amigos.

Em muitos casos, a raiva se transforma em uma torrente de ira para um dos namorantes, enquanto o outro permanece passivo, mas cúmplice no seu papel de provocador: "Como você tem coragem de me dizer que foi minha culpa?" Fica claro que este parceiro também está sentado sobre um vulcão de hostilidade, uma reserva igualmente grande de raiva e que exige toda a sua energia para ser manipulada.

Na verdade, tanto a atitude de não reagir quanto a reação exagerada não são saudáveis. Enquanto a raiva escancarada ou o conflito constante matam o amor a gritos, a raiva encoberta ou a mágoa guardada matam silenciosamente o amor.

O pedaço que falta

Conforme explica a terapeuta Bonnie Maslin, tanto o relacionamento raivoso aberto quanto o encoberto sempre deterioram, porque as carências ou "fomes" não satisfeitas geram um estado de permanente frustração, mágoa e raiva.

Isso cria uma espécie de círculo vicioso no qual jamais um recebe do outro aquilo de que precisa. Eis o problema central de qualquer união raivosa: a grande discrepância entre o que a pessoa recebe e aquilo que necessita receber.

No entanto, aí é que está a ironia. Apesar das carências não satisfeitas gerarem esse mal-estar nas relações, a maior parte das pessoas nem suspeita de quais sejam as suas reais necessidades. Em outras palavras, as carências dos parceiros de um relacionamento raivoso estão submersas em seu inconsciente, uma pesada bagagem de dores e decepções que carregam e de onde brotam as reações mais inesperadas.

No relacionamento raivoso, há sempre esse "pedaço que falta" e, quando não tratamos de supri-lo, muitas vezes terminamos por trocá-lo. Mas, em pouco tempo, tudo recomeça outra vez, e percebemos que estamos vivendo algo que já vivíamos antes. Apenas trocamos de namorante e, por falta de cuidados, novamente nos tornamos vítimas da ferrugem que corrói o amor.

A chave para abrir os cadeados de uma união raivosa é a compreensão dessas necessidades inconscientes. Em geral, a terapia pode ser um excelente caminho para encontrarmos o "pedaço que falta" e preenchermos a fome, o vazio da frustração, de tal forma que passemos a receber aquilo de que precisamos.

Na terapia, uma das técnicas mais utilizadas é a decodificação das queixas. É sabido, por exemplo, que no fundo de cada queixa da mulher existe uma pista psicológica para identificar a carência do marido e vice-versa. Enquanto ela diz: "Eu não agüento mais ver você chegar tarde em casa", ele está gritando em silêncio: "A minha dificuldade de ter uma conversa é tão grande que chego em casa tarde só para evitar essa situação."

Quando encaramos as mágoas e as frustrações de um relacionamento amoroso, podemos decifrar as verdades emocionais ocultas por trás delas. Em princípio, pode parecer difícil identificar uma carência, afinal ela é como uma charada. Por isso, é necessário uma atenção redobrada: primeiro, para enxergá-la; depois, para cuidar dela.

A chave é a boa vontade

Na relação a dois, a paixão inicial é manifestada por meio de expressões de carinho, gestos de ternura, desejo sexual intenso, mas com o passar do tempo a paixão se transforma e às vezes se converte em uma espécie de raiva morna, caracterizada por uma hostilidade contínua.

Se a boa vontade é a "cola" que junta os namorantes, nada como a frustração da raiva para fazê-los sentir como se estivessem "desgrudando". Isso acontece porque, infelizmente, a boa vontade não é algo inesgotável em um relacionamento. Ela pode acabar e, na maioria das vezes, esse é um processo a conta gotas.

Claro que pode haver situações em que algum acontecimento dramático arrase o amor, como quando somos traídos pela pessoa em que mais confiávamos. Entretanto, na maioria dos casos não é assim, e as pessoas se separam simplesmente porque esquecem aquilo que um dia as uniu.

Em geral, aquilo que poderia aparecer como um alerta de que a raiva está começando a deteriorar o relacionamento pode surgir tão gradualmente que o casal nem chega a se dar conta, até ser tarde demais. A chave de tudo é ficar atento para perceber quando a boa vontade começa a evaporar.

Por isso, preste muita atenção: sempre que você pára de agradar ou fazer o outro se sentir especial, isso significa que a sua boa vontade, tal como um tanque de gasolina, está entrando na reserva. Agora, reflita: será que a sua taxa de boa vontade anda baixa?

O amor exige expressão verbal e não-verbal para ser percebido e comunicado, alimentado e retribuído. Antes de tudo, as uniões de amor precisam ser amigáveis.

Amor e ódio: peças de um mesmo quebra-cabeça

Ao contrário do que muitos imaginam, a raiva também pode fazer parte de um relacionamento saudável. Talvez por causa da lição ensinada por nossos pais, segundo a qual "aquele que ama cuida", muitos de nós podemos achar que amor e raiva são sentimentos incompatíveis e contraditórios. Em conseqüência, carregamos conosco uma triste herança: amor e ódio não podem coabitar dentro de nós; se um entra, o outro tem de sair. Assim, a raiva não pode ser sentida apenas como um sentimento tão legítimo e permitido quanto o amor, a alegria, a mágoa ou o desapontamento.

Dessa forma, os namorantes acabam povoando o seu mundo interior com vários fantasmas. Aqueles que compreendem a raiva como potencialmente danosa, ameaçadora e destrutiva chegam a qualquer extremo para tentar evitá-la e acabam pagando um alto preço. O riso, a alegria, a diversão e o prazer tornam-se cada vez mais ausentes, e a relação vai ficando retraída, cinzenta e sem brilho. Já aqueles que reagem de forma explosiva e desvairada a um acesso de raiva, em geral, acabam ofendendo e ferindo a pessoa amada, minando a relação.

O primeiro passo para se livrar dessas marcas é mencionar a dor para o parceiro que a causou: "Você prometeu, não cumpriu e nem sequer explicou o motivo", "Como pôde esquecer o dia do aniversário do nosso casamento?"

A pessoa que verdadeiramente compreende seus sentimentos não fica remoendo suas mágoas nem elaborando fantasias raivosas. Em vez disso, procura o outro e diz o que pensa da situação com o mínimo possível de estardalhaço ou exagero: "Não gostei do que você disse na frente dos seus pais." Embora coloque o dedo na ferida, não "esfrega o nariz" do outro em sua maldade e tampouco assume o papel da vítima que agora teria o direito de se vingar do seu algoz.

Contudo, o fim de um relacionamento no qual a raiva alimenta-se da raiva não significa o fim desse sentimento na relação. Ao contrário, você tem de aprender a usá-la, afinal é praticamente impossível que dois amantes não sintam raiva um do outro periodicamente.

O fato de um casal demonstrar sua raiva e seus conflitos é normal, contanto que não haja violência. Onde existe contato sempre existirá atrito, mas é possível eliminar ou limitar várias dessas zonas de atrito em vez de multiplicá-las.

A vida é um quebra-cabeça que cada um de nós monta de forma diferente, mas você pode aprender a juntar suas peças de uma forma mais harmônica caso passe a compreender seus próprios sentimentos de amor e ódio, que são as duas peças mais importantes de todos os relacionamentos.

Capítulo 8

Amores abertamente raivosos

Quem matou o amor? Como?

A raiva explosiva emerge instantaneamente, os amantes explosivos sabem que estão bravos e demonstram isso ferozmente, bradando aos quatro ventos. Quando ficam enfurecidos, começam a gritar, atiram coisas, dão murros na mesa.

Na verdade, a raiva do seu namorante só dura alguns segundos, mas aí você já está aos prantos. Ele ameaça, xinga, empurra, morde e até bate, tudo isso em um único acesso de raiva, que mais parece uma tempestade de verão: você não sabe de onde ela surge, mas sempre que ela aparece derruba tudo à sua volta e, logo em seguida, some novamente.

Ele, por sua vez, após perder e recuperar o controle, vive se perguntando: "Como eu pude dizer coisas tão terríveis? Será que estou ficando louco?"

Como explicam dois terapeutas norte-americanos estudiosos da raiva e das formas de lidar com ela, Ron e Pat Potter-Efron, no seu livro *Letting go of anger (Deixando a raiva partir)*[7], esse tipo de comportamento é comum entre aqueles que têm prazer em sentir a descarga de adrenalina provocada pela explosão da raiva. Ela parece tomar conta de forma inesperada, mas essas pessoas agem como se soubessem que seu revólver está carregado. Pensam: "Eu quero o que eu quero, agora. Se não receber já, eu vou explodir!"

Da mesma forma que essa raiva surge, ela desaparece, mas nem sempre. Explosões são perigosas porque tendem a se tornar cada vez mais freqüentes e duradouras. Com isso, os namorantes se machucam gravemente e o relacionamento acaba em frangalhos.

Como detectar a explosão

Pessoas que sentem raiva súbita são como vulcões, entram em erupção de tempo em tempo. No entanto, quanto mais os cientistas estudam os vulcões, cada vez mais percebem freqüentes sinais de perigo: fumaça, pequenos terremotos, mudanças bruscas de temperatura. Todos eles são pistas de que a erupção está por vir.

Assim também acontece com as pessoas. Há vários sinais de alerta que permitem prever quando uma explosão vai acontecer: mudanças corporais, como aceleração da respiração, aumento do tom de voz, dor de cabeça; mudanças emocionais, como pensamentos raivosos, sensação de perseguição, mudança brusca de humor.

Esses e outros sinais sempre se fazem presentes nos momentos que antecedem um acesso de raiva súbita, mas o problema é que o raivólatra não os percebe ou não presta atenção neles. Já para o namorante que está observando a situação do lado de fora é mais fácil notar esses indícios. Basta seu parceiro começar a andar de um lado para o outro, com a testa franzida, de punhos fechados, que logo começará o ataque...

Como agem os raivólatras

Quase todas as pessoas têm impulsos violentos e se deixam levar por eles com uma certa freqüência. No entanto, existem aqueles namorantes que jamais agüentam qualquer tipo de frustração. Em geral, são impacientes e não aceitam ser contrariados: "Eu quero já e está acabado."

Os ataques de um raivólatra se caracterizam pela não percepção dos sinais de alarme, seguida pelo sentimento de frustração e, então, pela descarga feroz de raiva. Quando eles têm de esperar um pouco mais ou não conseguem aquilo que desejam, como fazer sexo na hora de servir o jantar, por exemplo, explodem: gritam, ficam nervosos, inquietos e, muitas vezes, agem sem pensar, no impulso.

Raiva impulsiva

O que é um impulso?

Trata-se de uma necessidade imperiosa, muitas vezes irresistível que leva certas pessoas a cometer atos irrefletidos, como quando você sente aquela vontade incontrolável de gritar, chutar, sair correndo sem destino a 200 quilômetros por hora.

Já o impulso violento é um desejo repentino e sem sentido de machucar outra pessoa o qual pode resultar em um incidente mais grave.

Se você já passou por isso ou está vivendo algo semelhante em seu relacionamento, certamente já deve ter ficado horas quebrando a cabeça tentando racionalizar o que aconteceu. Pode achar incrível a imprevisibilidade dos ataques, ora sim, ora não, como se estivesse em meio a um jogo de dados.

O grande perigo é quando esses estouros começam a acontecer não tão ao acaso. Agora, ele já não fica furioso apenas porque faz uma semana que vocês não transam, mas também por causa do temporal, do trânsito engarrafado, da fila do banco. A cada episódio desses é como se uma bomba explodisse dentro dele. E, quando isso acontece, o desfecho é sempre o mesmo: "Ele não se importa com mais nada. Grita até perder a voz e não poder mais."

Na verdade, os amantes explosivos, em geral, sentem-se desgastados e não renovados depois de descarregar a raiva. A princípio, podem até sentir um certo alívio, mas logo em seguida surge um forte sentimento de culpa por terem perdido o controle como uma criança irresponsável. No fundo, não há como se orgulhar muito de ter um ataque de fúria incontido.

Além de causarem uma tremenda frustração a si mesmos, os namorantes irados costumam criar muito mais problemas do que são capazes de resolver. Ficam cegos de raiva e acabam ofendendo e ferindo justamente aquela pessoa que, há apenas alguns instantes, chamavam de "minha querida" ou "meu amor".

Há ainda uma outra agravante: cada vez que você tem um ataque de raiva, está se condicionando, treinando a própria mente para o próximo. Quanto mais você experimentar, mais ficará predisposto a novas explosões. Infelizmente, não é verdade, como se pensava nos anos 70 e 80, que a atitude de "estourar a boca do balão" ajuda a diminuir a raiva. Pelo contrário. Atualmente, após 20 anos de estudos, sabemos que quanto mais raiva você fermentar dentro de si, maior quantidade de raiva acabará extravasando. E essa situação acaba por se tornar insustentável.

Por isso, para viver a dois, precisamos seguir certas regras, e uma delas diz que temos de aprender a controlar nossos impulsos. Explodir de raiva não resolve os problemas se depois não sentarmos para conversar, buscar saídas alternativas e tentar redirecionar os nossos impulsos visando a um maior controle da situação. Nós podemos até pensar, mas não dizer ou fazer coisas malignas, que ferem o corpo e os sentimentos da pessoa amada.

Raiva deliberada

Em vez de impulsivo, um ataque de raiva é às vezes proposital. Quantas vezes já passou pela sua cabeça a idéia de que o seu namorante é um simulador, que vive exagerando deliberadamente a própria raiva, como se estivesse filmando uma cena?

De fato, isso pode realmente estar acontecendo, pois muitas pessoas aprendem desde cedo que ter "fama de mau" dá bons resultados. Em algum momento, descobriram que podem conseguir o que desejam, quando desejam e da forma como desejam simplesmente ficando "atacados". Afinal, a raiva é um poderoso agente amedrontador, diante do qual os outros decidem que é melhor concordar, ceder, deixar de lado a própria vontade.

O mais incrível é que tudo isso pode ser apenas mais um show. Eis o segredo dessas pessoas. Elas realmente poderiam controlar a sua raiva, mas não querem, pois gostam dos resultados: "Eu sou assim, o que posso fazer?", "Ninguém tem coragem de se meter comigo quando eu começo a esbravejar", "Quero transar todos os dias e tem de ser como eu quero, senão a casa cai!"

De fato, eles se divertem durante o show, a cena, o espetáculo. E quando têm certeza de que conseguiram, em geral a raiva desaparece por um bom tempo.

Namorantes como esses controlam a situação pelo medo, intimidando. Esse é o exemplo clássico da raiva deliberada, a qual é perigosa porque algumas vezes vem acompanhada de uma grande sensação de poder. Namorantes que têm ataques propositais de raiva podem sentir prazer em machucar o outro, mas essa raiva deliberada tem um custo muito alto. Alguém que expulsa outra pessoa da própria vida por causa da raiva está arriscado a perdê-la para sempre.

Podemos acender uma fogueira sempre que quisermos, mas apagá-la pode não ser assim tão simples. Ninguém consegue manipular os próprios sentimentos o tempo todo. Às vezes, o fogo se espalha, e o que começou como uma raiva deliberada transforma-se em raiva verdadeira e você perde o controle. Esse é o seu maior risco.

Felizmente, a maioria das pessoas não gosta de se enfurecer com freqüência, afinal esse tipo de ataque é desordenado e acaba levando ao arrependimento: "Eu não devia ter dito que a minha vida começou a se transformar em um inferno no dia em que casei com ele..."

O namoro é o playground da vida, e existem muitas formas de namorar. Aprender a pedir aquilo que se deseja é uma delas. Não é necessário gritar ou começar uma briga para evitar uma investida dele à noite na cama. Você pode dizer que está morta de cansaço, triste, sem vontade. De fato, as pesquisas mais recentes comprovam que as mulheres conseguem tomar essa atitude com maior facilidade do que os homens. Mas, independente do sexo, sempre é melhor negociar do que brigar. Por que não?

Raiva crônica

Antes, você era perfeitamente capaz de decidir quando, como e onde ficar bravo. Agora, não mais... "Adoro brigar.

Quando eu grito, sinto-me vivo como nunca! Minhas raivas são intensas e tomam conta de mim. A raiva é o meu sentimento dominante."

Antes, uma briguinha de dez minutos bastava para quebrar a monotonia. Hoje, o bate-boca dura no mínimo meia hora, e, em vez de apenas levantarem a voz, vocês passam a gritar. O próximo passo será travar brigas que duram horas, dormir e acordar com raiva, afinal esse é o remédio para se sentirem vivos: "A raiva ativa meu corpo e provoca aquela descarga de adrenalina que anima, excita e estimula os meus sentidos. É como tomar um estimulante ou injetar gasolina em um veículo que está prestes a falhar, por isso eu procuro razões para ficar com raiva".

Nessa altura, já é a raiva que está mantendo a relação e não mais o amor. Isso pode ser chamado de "raiva em período integral". Em outras palavras, vocês estão gostando da raiva e não mais um do outro. De namorantes, vocês se transformaram em "odiantes". As brigas, por sua vez, vão ficando cada vez piores, mais longas e mais violentas.

Alguns namorantes acostumam-se a tal ponto com a condição de "bravos" que a raiva acaba sendo considerada como algo normal. Aquela briga às sete horas, no café da manhã, parece inevitável. Um diz: "Passa a manteiga." O outro: "Vá para o inferno!"

Durante todo o resto do tempo, basta uma palavra ou uma expressão mal explicada para detonar a explosão: "Você é preguiçosa", "Está ficando gorda", "Parece um louco". Nesse ritmo, são capazes de brigar até quando estão dormindo, como se estivessem ligados no piloto automático.

Como enfraquecer a raiva

Hoje em dia, a preocupação geral no campo dos relacionamentos amorosos, como nos demais, é encontrar um caminho alternativo para a raiva e para a violência no qual seja possível viver em paz.

A vida é cheia de encruzilhadas e devemos estar atentos. Se você já está caminhando pela estrada das ruínas afetivas há um bom tempo, experimente virar em outra direção. Preste atenção e verá que uma das setas aponta para "mais raiva", enquanto a outra sinaliza "calma e liberdade".

Pessoas constantemente raivosas pensam negativamente. Como resultado, a vida delas é feita de problemas, preocupações e contrariedades.

Certamente, quando a nossa mente está cheia de pensamentos negativos, não há espaço para o prazer, a alegria e a diversão, sendo mais fácil ficar bravo.

O mundo torna-se, assim, um lugar mau e perigoso, onde o que prevalece é a lei do tudo ou nada. Essa noção não leva a lugar algum. Felizmente, há muitas pessoas que preferem escolher as batalhas nas quais vale a pena se envolver. Ficam bravas apenas quando algo muito sério está acontecendo e deixam de lado o resto. Agem assim porque não querem se aborrecer à toa nem transformar a raiva em um hábito, em uma coisa automática, feita sem pensar, como escovar os dentes, roer as unhas, pentear os cabelos.

Os terapeutas recomendam: faça um pacto consigo mesmo de ficar calmo pelo menos por uma noite. Calma significa manter a cabeça fria quando se está sob pressão, como no caso de uma briga de casal; é o oposto da fúria incontida, um sentimento totalmente diferente da raiva.

A pessoa que carrega consigo muita raiva não apaziguada provavelmente achará o mundo à sua volta igualmente raivoso. Dessa forma, justifica e perpetua seu próprio sentimento. Isso sugere que, em grande parte, o mundo é uma criação de nós mesmos. Quando a pessoa se dá conta desse fato, assume e responde por seus sentimentos. Essa idéia implica que cada um de nós é responsável por si mesmo e precisa fazer algo para harmonizar a própria vida. Experimente.

Pense mais positivamente e aja com calma. Se você sempre teve pavio curto, a sua missão é fazê-lo crescer ao menos até chegar ao tamanho médio. Isso fará com que passe a enxergar a realidade com novos olhos: a vida não vai de mal a pior, muito pelo contrário.

As pesquisas mais recentes têm mostrado que entre os primeiros sinais de alarme e o acesso de fúria propriamente dito há um espaço de tempo de apenas 30 segundos. Nesse ínterim, é possível "brecar" esse impulso, caso a intensidade da raiva não ultrapasse o nível médio. Existem algumas recomendações de ordem prática que podem ajudar, como por exemplo respirar e expirar lentamente contando até dez, retirar-se do ambiente, sair para caminhar e "esfriar a cabeça".

Aproveite essa importante descoberta e faça bom uso dela. Visualize um mundo melhor e conscientize-se de que cabe também a você deixá-lo melhor. O preço para ter um bom namorante ao seu lado é ser um bom namorante.

Capítulo 9

Amores encobertamente raivosos

QUANDO UMA PESSOA ESTÁ COM RAIVA É COMO SE TIVESSE NAS mãos uma caixa com vários utensílios. Tudo depende do seu perfil. Os explosivos levam um balão que vai enchendo, enchendo, até que um dia ele explode. Já aqueles que odeiam carregam uma "cola" poderosa que os mantém "grudados" na sua raiva durante anos.

E os namorantes, o que fazem quando ficam com raiva?

Alguns ficam com medo da própria raiva, outros acham o máximo. Um terceiro grupo não sabe como expressá-la e ou a engole, ou, pelo contrário, explode, espalhando um rastro de destruição.

Ainda com base no livro *Letting go of anger (Deixando a raiva partir)*, já citado, aqueles que evitam a raiva a qualquer custo, na maioria das vezes, usam uma máscara que os impede de enxergar qualquer sinal de raiva em seu próprio corpo, como também os agentes causadores.

Mas, se por qualquer razão, a raiva escapa ao seu controle, fazem de tudo para abafá-la com *"n" subterfúgios*, como empanturrar-se de comida e assim empurrar a raiva para dentro de si, beber demais e tentar esquecê-la, gastar muito dinheiro ou comprar compulsivamente, acreditando que isso os fará felizes para sempre.

Também carregam um colete à prova de balas, assim, sempre que a raiva de alguém está vindo em sua direção, conseguem se manter imunes. Um capacho também faz parte do seu kit de sobrevivência, por isso freqüentemente tornam-se vítimas de namorantes que os maltratam e estão interessados apenas em satisfazer os próprios caprichos e vontades.

Tudo isso acontece porque os amantes que evitam a ira têm medo da própria ira ou da ira do outro. Muitas vezes, fazem de tudo para não senti-la mesmo quando alguma coisa está errada e acabam sendo passados para trás. Mas esquecem que nem sempre a raiva é um inimigo, afinal ela existe em todos nós. Antes de tudo, é um fato da vida.

Raiva encoberta

A raiva é um mensageiro. Ela comunica a você e aos outros que alguma coisa está errada. Então, se você prestar atenção nessa mensagem, talvez consiga dar um jeito de descobrir o que fazer para mudar a situação. Lembra-se daquele dia em que você foi surpreendida por uma raiva surda e preferiu fazer de conta que era apenas um ciúme bobo, nada mais? Depois, acabou recordando que ele havia ficado horas conversando com a sua melhor amiga, mas aí já era muito tarde...

O problema daqueles que evitam a raiva é justamente esse. Sentem tanto medo dela que acabam por não ouvir a sua mensagem. Fogem ou fingem que o problema não está lá em vez de prestar atenção no sinal.

Aqueles que não demonstram sua emoção, em geral, pensam: "Se a raiva está sendo convidada para a festa, eu não vou, prefiro ficar em casa." Comportam-se dessa forma porque não gostam nem um pouco de se sentirem irados.

A raiva dos outros também os amedronta. Tira-lhes o prazer de conversar, de amar, de viver. Esse sentimento é tão forte que preferem ficar à margem da situação, não se envolver, mesmo que o assunto seja sério e do seu mais absoluto interesse. Para essas pessoas, a raiva é um inimigo perigoso que precisa ser evitado a qualquer custo.

De fato, o preço por ignorar a raiva pode ser muito alto. Evitá-la sistematicamente faz com que você não consiga aquilo que deseja e fique sem "voz", condenado ao silêncio, o que pode levá-lo a voltar essa energia contra si mesmo, sentir depressão e até adoecer.

Isso acontece porque a ira originalmente sentida contra um namorante, seja ela justa ou injusta, é redirecionada como um bumerangue, que vai e volta com toda a força, atingindo a pessoa que o atirou bem na própria cabeça.

Mas, se essa atitude provoca tamanha dor, por que os amantes que evitam a raiva fazem questão de agir assim?

Porque desenvolveram a convicção de que é mais seguro ferir a si mesmos do que aos outros. Entretanto, isso acaba drenando as suas forças. Afinal, sem o impulso da raiva, não podemos conseguir aquilo que desejamos ou de que necessitamos.

Por outro lado, aqueles que fazem de tudo para esconder a sua raiva também podem perder o controle. Em um momento estão tranqüilamente deitados no sofá ignorando suas emoções, no outro estão completamente fora de si, gritando enlouquecidamente: "Eu não agüento mais!", "Não vou engolir essa mentira", "Estou com tanta raiva que a minha vontade é quebrar a sua cara".

Quando a raiva finalmente explode, a água represada durante todos aqueles dias, semanas e meses provoca um verdadeiro maremoto. Essa explosão é irracional, exagerada e perigosa. Então, surge a culpa: "Como pude fazer isso? Eu, uma pessoa tão calma, contida, controlada. Como tive coragem de jogar o prato de macarrão no lixo, fazer minha mala e jurar que nunca mais voltaria a viver sob o mesmo teto que ele?"

Depois da explosão, passa os dias amargando o medo de nunca mais receber o perdão do seu namorante. Pior do que isso: não consegue perdoar a si mesma e, na tentativa de se auto-enganar, promete pela vigésima vez que isso nunca mais vai acontecer, mas um belo dia o caldeirão transborda novamente.

Raiva furtiva

Os amantes que escondem a própria raiva desenvolvem uma espécie de controle sobre a sua vida, frustrando o outro. Por fazerem quase nada ou adiarem eternamente aquilo que prometeram fazer, eles conseguem distorcer os planos do outro: "Esqueci de dizer que o carro estava com defeito, mas eu não podia imaginar que você ia precisar dele justo hoje", "Não sei por que está tão chateada. Eu disse que ia, mas na última hora não deu", "Eu não sinto vontade de fazer sexo há dez dias, e daí?"

Todas essas "tiradas" são variantes de um mesmo tipo de comportamento, no qual é possível identificar a raiva apenas nas entrelinhas, pois ela é mostrada indiretamente. Nesses casos, você somente percebe que o outro está bravo pelas coisas que ele deixa de fazer. Tais namorantes nunca atacam diretamente, em compensação jamais podem ser acusados de agressão.

Essa tática costuma dar certo porque a raiva escondida é uma raiva "lateral". Ninguém pode percebê-la, mas ela emerge, por exemplo, quando um namorante permite que o outro seja prejudicado e, ao ser questionado, defende-se com uma pergunta: "Por que você está me atacando?", "Mas eu não tenho culpa..."

O lema dessas pessoas é ignorar, fingir que não ouviram. Quando o namorante chega perto e reclama, respondem: "Ahnnn", mas imediatamente fazem de conta que não estão prestando atenção. Se o outro insistir, não demonstram a menor reação, até que desista.

Isso não significa que aqueles que escondem a própria raiva não sintam nada. O fato é que odeiam ser mandados. Também não gostam de nenhum tipo de conselho ou orientação e só querem viver suas vidas sem deixar que os outros os aborreçam. Pensam: "Eu faço apenas aquilo que quero, quando quero, e ninguém pode me obrigar a nada." É como diz o velho ditado: "Você pode levar um cavalo até a beira do rio, mas não pode obrigá-lo a beber."

Outra estratégia bem conhecida dos que vivem escondendo sua raiva é incorporar o "burro empacado": quanto mais alguém empurra, mais devagar ele vai. Dizem: "Agora não posso, mais tarde..." No entanto, sua mensagem é: "Não conte comigo, não espere nada de mim, pare de pedir." Agem assim porque acreditam que as pessoas roubam sua liberdade, exigindo demais sua presença ou participação. Isso os deixa enraivecidos.

Na verdade, esses amantes nem sequer possuem uma razão para recusar. Não conseguem dizer "sim" para nada, pois só sabem dizer "não" para tudo, e, como resultado, geralmente as pessoas acabam por deixá-los de lado.

Contudo, o fato de não corresponderem sistematicamente às expectativas dos outros termina por criar um problema sério: por não saberem o que fazer com a própria vida, sentem-se frustrados, insatisfeitos. Em geral, tornam-se pessoas inseguras e desconfiadas.

Por outro lado, a tática de se divertir à custa dos outros, decepcioná-los e levá-los à loucura, provoca uma sensação mórbida de prazer difícil de resistir. Sentem-se vitoriosos derrotando pessoas poderosas e acabam ficando prisioneiros do próprio "sucesso", afinal ninguém é capaz de obrigá-los a fazer aquilo que não querem. Mas até quando terão que ficar provando isso? E para quem?

Felizmente, esse quadro pode ser revertido. Os namorantes que agridem furtivamente precisam aprender a dizer a quem amam quais são os seus desejos e o que estão sentindo. Então, é necessário ter coragem para mudar e dizer "sim" ou "não" abertamente, de forma honesta, sem subterfúgios. Nada mais de táticas de guerrilha, nas quais as pessoas atiram pelas costas e passam o dia engendrando ataques traiçoeiros: chega de dizer "Sim", que na verdade significa "Não me amole e vá para o inferno".

Isso não quer dizer que aqueles que normalmente escondem a própria raiva devam ser rudes com as pessoas. Basta conseguir que elas parem de forçar a barra e, então, com calma, fazer as suas próprias escolhas.

Raiva bem aproveitada

As pessoas que evitam a própria raiva acabam caindo em uma armadilha. A regra é "Nunca fique bravo, não importa o motivo", mas seu medo é tão grande que deixam de existir exceções para essa regra. Acabam acreditando que todos aqueles que demonstram raiva são pessoas más.

Sem dúvida, a raiva é um sentimento poderoso que gera muita energia, por isso é muito fácil desperdiçá-la ou utilizá-la de maneira equivocada. Assim, você pode até conhecer muitas pessoas que expressam a sua ira enlouquecidamente, de forma maligna ou controladora. No entanto, ser perverso ou ter a necessidade de impor sua vontade aos berros é muito diferente de experimentar um sentimento normal de raiva, o qual pode ser um importante instrumento de autodefesa e proteção.

Talvez, evitar a raiva tenha sido útil ou necessário no passado, na sua infância, pois, caso você demonstrasse o que estava sentindo, estaria em grande perigo. Reprimir a raiva pode ter sido realmente imprescindível, afinal você não tinha outra escolha e, se reagisse, o preço seria alto demais. Entretanto, o tempo passou e tudo está diferente. Você já atingiu a fase adulta, tornou-se "dono" ou "dona" do próprio nariz e conquistou o direito de ficar com raiva de tempo em tempo, sabendo que isso não transforma pessoas em monstros. Se já tentou e não consegue, está na hora de recomeçar.

Sejamos realistas: você não precisa mais carregar seu capacho de lá para cá nem sentir pavor da raiva. Procure aceitar que, a partir de hoje, a raiva tem um lugar na sua vida, afinal você cresceu e tornou-se uma pessoa "normal". Isso não quer dizer que de agora em diante você vai transformar-se em um raivólatra e ficar com raiva o tempo todo, indo de um extremo para o outro. O importante mesmo é que você perceba e faça bom uso da sua raiva quando necessário.

Procure se inspirar nas pessoas que você conhece e que são capazes de expressar a raiva de uma forma normal, sem perder o controle ou ferir mortalmente os outros. Elas demonstram sua raiva porque algo em seu mundo está em desequilíbrio, ou seja, a raiva é um sinal de que alguma coisa está errada e precisa de atenção imediata.

Existe uma sensível diferença entre um sentimento e um comportamento: sinta o sentimento e escolha o comportamento. Por isso, faça uma lista dos comportamentos que considera corretos (como, por exemplo, mostrar a sua desconfiança, mas dar ao seu namorante o benefício da dúvida) e experimente-os.

Usar bem a raiva significa pedir o que deseja ou insistir em conseguir ao menos uma parte daquilo que precisa, sem haver necessidade de ofender a outra pessoa, muito menos de machucá-la fisicamente. Saiba que você continua sendo uma pessoa cheia de qualidades, mesmo quando está com raiva. Essa é a melhor forma de conquistar o seu espaço e de se fazer respeitar. Se bem utilizada, a raiva também pode ser um sentimento positivo.

PARTE III

Novas formas de "Estar juntos"

Capítulo 10

O sabor da nova liberdade: a mulher guerreira

NOS ÚLTIMOS 20 ANOS, FORAM FEITAS INÚMERAS TENTATIVAS de igualar os sexos. Esse empenho em reduzir as diferenças conduziu os homens e as mulheres a um dos períodos mais confusos e decepcionantes da história dos relacionamentos amorosos.

Apesar das grandes mudanças observadas nas últimas décadas, o erro fundamental mais cometido pelas mulheres foi acreditar que os homens eram, na verdade, iguais a elas. Precisamos começar a reverter essa tendência de ignorar as diferenças e aprender a lidar construtivamente com elas, entendendo e desfrutando os contrastes entre os sexos.

Atualmente, quais são as opções da mulher?

Uma delas é seguir a tradição e abdicar da liberdade. Outra é viver de sonhos, acreditando em magia e que a qualquer momento alguém vai surgir e realizar todos os seus desejos.

Outra ainda é ir à luta por seus direitos. Essa terceira alternativa, cada vez mais comum, implica reivindicar seu lugar no mundo profissional e seu espaço no terreno sexual.

Na verdade, entre a aceitação passiva do papel tradicional de mulher e a declarada guerra entre os sexos existem muitas variantes, muitas possibilidades diferentes de ser mulher.

Como esclarece o renomado psicólogo norte-americano Connell Cowan, no seu livro *A arte da guerra para apaixonados*[8], existem outros caminhos possíveis. Cowan descreve um novo tipo de mulher e faz uma mistura inteligente de traços de personalidade com caracteríticas bem atuais por ele chamada de *mulher guerreira*.

A personalidade da mulher guerreira

Quem é a mulher guerreira?

É aquela que já ultrapassou a fase do hiper-romantismo e vê o homem como ele é, não envolto em uma névoa ou em uma luz fantasiosa de como gostaria que fosse.

A mulher guerreira também não procura um homem a fim de se completar. Ela tem confiança na sua capacidade de sobreviver com dignidade, com ou sem um homem. Sabemos que praticamente em todos os lugares no mundo ocidental o número de mulheres supera o de homens, mas o que importa não são as estatísticas e sim as possibilidades reais ou imprevisíveis de encontro.

Além disso, a mulher guerreira não entende a igualdade como no início da revolução sexual, no sentido de copiar ou de adotar atitudes masculinas, mas preserva sua feminilidade e sabe como criar momentos românticos, embora não faça disso o aspecto mais importante da relação. Todos gostamos de viver uma lua-de-mel, mas temos plena consciência de que na vida tem hora para tudo. Combinar amor erótico com amizade é o objetivo fundamental.

A sustentação da mulher guerreira vem de uma fonte pessoal, de satisfação interior, na qual o amor de um homem é a cobertura, não o bolo. Infelizmente, muitas mulheres preferem a cobertura. Então, acabam conseguindo uma "doçura temporária", mas logo se sentem muito ameaçadas ou esvaziadas se o homem parte para outra, muda de idéia ou de direção.

Pense bem: quantos dos seus desejos e sonhos só podem ser dados a você por um homem? Quantos consegue realizar por conta própria?

É preciso se concentrar em dar essas coisas a si mesma, sem depender tanto de um parceiro para ficar de bem com a vida.

Sem idealizações exageradas, mulheres guerreiras têm uma característica especial: oferecem-se para ajudar quando as coisas vão mal, são amigas não só para os dias de sol, mas também quando começam as trovoadas e as tempestades. Acontece um problema e elas ligam, aparecem, prontas para dar a mão ou tomar alguma providência.

Isso indica que elas têm uma grande "elasticidade emocional", uma grande capacidade de recuperar o equilíbrio rapidamente, adaptar-se e encarar o problema de frente. Elasticidade significa que você dá um soco em um travesseiro e ele rapidamente readquire sua forma original, ou seja, você leva um soco, uma rasteira da vida, desequilibra-se, mas logo se recupera.

Outra das suas características é a intuição. Intuição é um conhecimento que vem do subconsciente, é um "flash emocional": de repente, você sente que algo está errado, vai conferir e está mesmo!

À intuição, junta-se a criatividade. Uma definição prática de criatividade é que ela é uma capacidade de imaginar alguma coisa nova ou diferente, mas com os ingredientes certos. É uma idéia fora do comum que funciona.

A vida é uma luta difícil, mas fazer dá poder. E as mulheres guerreiras fazem mais do que apenas lidar com as dificuldades do amor, da vida a dois; elas se fortalecem através delas.

Abrindo mão da magia em troca do real

Fantasia e magia são facilmente vinculadas a acontecimentos reais. As mulheres, muito mais do que os homens, têm a tendência de sonhar com um futuro ultra-romântico, misturando acontecimentos importantes da vida com soluções mágicas.

Devido à grande competição e à sua carência, no meio da atual guerra de conquistas, as mulheres, embaladas pela fantasia, apaixonam-se em questão de minutos, logo no primeiro encontro.

Como resultado, todos acabam se envolvendo em um número absurdo de falsos começos, intermináveis festas, repetitivas entradas e saídas, nomes esquecidos logo que pronunciados, rostos conhecidos misturados com outros ainda desconhecidos.

No meio de tanta diversidade, desse desfile de "gatos" e "gatas", torna-se cada vez mais difícil distinguir os contatos falsos dos verdadeiros, afinal não existe nenhuma garantia de que no dia seguinte o outro se disporá a um novo encontro.

Cuidar da atração e transformá-la em sentimentos que preencham pelo menos em parte nossas carências e esperanças são atitudes pouco comuns nos dias de hoje. No entanto, muitos desejam encontrar e estar junto com alguém para criar um vínculo.

Por outro lado, os homens se assustam quando ouvem as mulheres falarem incessantemente do futuro, do casamento. Na realidade, não é o fato em si que preocupa tanto os homens, mas a quantidade de "magia" atrelada a ele. Sua maior dúvida diz respeito à sua capacidade de corresponder, de dar conta de tantos sonhos e esperanças.

Aprendendo com os próprios erros

As mulheres guerreiras podem vencer no amor aprendendo com os erros que cometem. Podemos atribuir um erro à casualidade, dois ao infortúnio, mas qualquer acontecimento ou escolha que aconteça três vezes você tem algo a ver com isso. Não é mera coincidência.

Sabemos que durante a infância nossos sentimentos são em grande parte moldados pela influência de nossos pais. No entanto, depois de adultos, nosso bem-estar passa a ser de nossa responsabilidade. Cada um tem a tarefa de criar harmonia interna e aceitação em sua vida. Aprendemos que, quase sempre, encontrar ou não um parceiro depende muito do que conseguimos ser ou fazer de nós mesmos.

Freqüentemente, as mulheres dão o melhor de si àqueles que menos merecem. Esses namorantes preparam o caminho para outros que poderão se comportar da mesma maneira. É preciso ter cautela. Afinal, ninguém sabe quem é capaz de amar no início nem tem como ficar sabendo os valores e o caráter do outro logo de saída.

De fato, não temos bola de cristal, mas, à medida que você vai conhecendo seu namorante, já consegue captar os sinais de perigo da parte dele. Talvez você se ache imune, mas não é verdade. Cedo ou tarde acabará descobrindo o inevitável: um dia o mau comportamento dele nas esferas profissional, moral e sexual acabará se voltando contra você.

Procure se dar somente para os homens sobre os quais as informações mais importantes vão gotejando desde o começo e podem ser comprovadas. Não se finja de "cega, surda e muda" diante das falhas dele; pelo contrário, delineie o seu território e marque suas opiniões. No amor, a mulher guerreira é guiada por fortes noções de justiça e reciprocidade.

A sabedoria também está em saber quando amar e quando não amar.

Sim, o amor exige esforço

Tanto os homens como as mulheres sabem que não há melhor época para juntar forças do que em tempos de desafios e dificuldades. Quase todos faríamos qualquer coisa para evitar a adversidade, pois ela traz dor e confusão, especialmente no contexto de uma relação amorosa.

A mulher guerreira sabe que as relações saudáveis sobrevivem apenas com muita dedicação. O amor exige esforço, e ir à luta é sempre uma possibilidade.

Podemos optar por nos sentirmos vítimas de má sorte e nos atolarmos no lamaçal do desespero. Podemos nos deixar abater e nos auto-abandonar, mas também temos condições de encarar os obstáculos como experiências altamente instrutivas.

Cada fracasso, cada revés torna-se assim uma oportunidade de descobrir uma saída e de nos fortalecer. Atribuir todos os obstáculos ao destino ou ao comportamento desajustado do seu namorante, que você acredita amar, diminui as suas forças, dando ainda mais poder à mágica e ao outro de governar a sua vida.

No seu livro *Desencana que a vida engana*[9], a jornalista Laís Tapajós afirma ser falsa a idéia de que o amor vence todos os obstáculos. Quem acredita cegamente nisso e percorre esse caminho de imaginar que não há barreiras que o amor não supere está torcendo para se decepcionar.

Amores impossíveis são o que são: impossíveis. Portanto, não se concretizam, não desabrocham, não nos trazem felicidade. Vivem apenas no mundo da imaginação, espreitando por trás dos sonhos. Bem melhor do que isso é viver um amor palpável, capaz de oferecer alegrias e tristezas reais.

Para as mulheres guerreiras, os obstáculos são reveladores. À medida que surgem, mostram novas questões a serem superadas e forçam a refletir: "Quantas vezes eu poderia ter previsto as conseqüências do meu comportamento se tivesse ficado atenta aos sinais de alerta?", "Sabia que iria me dar mal", "Não foi a primeira vez, mas não consegui me conter. Se arrependimento matasse..."

Uma mulher guerreira conversa consigo mesma primeiro para depois reforçar um pensamento e fortalecer uma decisão. Entretanto, quando ocorre uma perda, luta para recuperar-se da sensação de desespero e não ficar olhando para trás. Sua atitude é: "Não existe volta. Vou seguir em frente da melhor maneira possível", "A vida não é justa. A gente joga com as cartas que recebeu", "O que eu vou fazer amanhã é começar de novo".

Coragem e confiança

A coragem decorre do fato de já termos estado na batalha antes e sabermos que isso não vai nos matar. Mesmo assim, penetrar no campo do amor é sempre arriscado.

Quase todos nós, dependendo da situação, podemos estar nos sentindo autoconfiantes num momento e logo em seguida nos desviando das inúmeras flechadas da dúvida. O nosso território interno é um domínio que precisamos aprender a proteger, mas, em geral, oscilamos.

Podemos entrar numa "zona cinzenta" e ter algumas decepções, perdendo a auto-estima e a fé em nós mesmos, que são as âncoras de nossa existência. Em outros momentos, podemos entrar e sair várias vezes de uma "zona de conforto" e de segurança que muitos buscam e necessitam.

Ou ainda ir para uma "zona de alto risco" e estar preparado para o que der e vier. Nessas circunstâncias, imaginamos que somos fortes o suficiente para suportar qualquer coisa, só para perceber logo em seguida que "a armadura pode até ser de aço, mas os nervos, não".

É preciso coragem para arriscar no amor outra vez. O que distingue a coragem é a disposição para agir durante momentos de incerteza e perigo emocional. As ações de bravura são aquelas que reconhecemos como corretas para nós mesmos e que nos protegem. Por exemplo: é um ato de bravura, em tempos de Aids, insistir para que um homem use um preservativo na hora de ter uma relação sexual.

Muitos homens são covardes não diante da vida, mas quando atuam na arena do coração. Entretanto, os amantes saudáveis não se deixam assustar por seus sentimentos. Talvez a ação de maior bravura de um homem seja a de assumir um compromisso com a mulher que ama.

Uma coisa é certa: sem confiança, o amor não pode existir. E é nesse ponto que muitos homens se atrapalham e deixam a desejar. Na verdade, eles não se determinam a ser mentirosos. Pretendem ser desembaraçados para conseguir aquilo que desejam Necessariamente, não querem enganar as parceiras, mas enganam a si mesmos.

Ao avaliar a sinceridade das intenções do seu namorante, analise mais o que ele faz do que as coisas que diz. Mas lembre-se: tanto os homens quanto as mulheres se utilizam de pequenas tramóias no relacionamento, afinal isso faz parte da arte da guerra dos apaixonados.

Não se pode saber a rota do amor a não ser quando a estamos percorrendo. As diferenças entre homens e mulheres são a fonte de todas as nossas inseguranças, mas também a razão do imenso fascínio que cada um exerce sobre o outro.

As mulheres tendem a amar demais, então tente se dar sem se perder totalmente no outro, e obter o que deseja. O equilíbrio resulta do aprendizado com a experiência. A vida é nosso desafio.

Capítulo 11

Segundos e terceiros casamentos

OS TEMPOS MUDARAM E A SOCIEDADE SE TRANSFORMOU RADIcalmente. O casamento deixou de ser regido pela promessa do "até que a morte nos separe". Hoje em dia, as pessoas acreditam que uma união pode ser feliz, estável e gerar filhos "até que a vida nos separe".

Em outras palavras, a continuidade do casamento deixou de ser uma obrigação, mas isso não significa uma fuga em massa de cartórios e altares. O casamento continua com seu prestígio intacto: quando casam, as pessoas ainda pensam em ficar juntas para sempre, mas sem dúvida houve um aumento explosivo de separações e novas tentativas.

Com a mudança de valores após a revolução sexual dos anos 70, o casamento parecia condenado à lata de lixo da História. Muita água rolou por debaixo da ponte, e o que vemos atualmente é a renovação das uniões em novas bases. Os antigos papéis dentro do casamento (marido "cabeça do casal", provedor, desligado dos problemas domésticos *versus* mulher "rainha do lar", "pilotando" o fogão, tomando conta dos filhos) já não se sustentam. Está decretado o fim das uniões baseadas na hierarquia e na obediência.

Em vez de pensarem em como *sobreviverem* juntos, os casais passaram a pensar em como *serem felizes* juntos. As uniões atuais colocam novas exigências: amizade, sexo satisfatório, respeito pela individualidade do outro, desempenho de funções dentro e fora do lar, divisão de despesas.

Se os amantes conseguem satisfazer essas exigências dentro do casamento, a união prossegue e se renova. Quando, ao contrário, a relação deixa de preencher essas exigências, não há praticamente nenhum freio moral ou religioso que impeça os parceiros de desfazê-la e partir para uma nova tentativa.

Dessa forma, a visão do casamento como uma parceria entre sócios ou mesmo um contrato de risco, e não um voto sagrado ("na saúde e na doença, na riqueza e na pobreza..."), passou a orientar as relações. A sociedade matrimonial se mantém apenas enquanto trouxer benefícios (materiais e emocionais) para os dois lados. Quando, por sua vez, cessam os benefícios, também cessa o compromisso, e a separação torna-se muitas vezes inevitável.

Após o trauma da separação, para muitos namorantes surge a oportunidade de um novo casamento. Quem recasa o faz na esperança de que, numa segunda chance, seja possível evitar os erros do passado. Mas a verdade é que os segundos e terceiros casamentos geram famílias mais complexas, com mais conflitos não apenas para os parceiros, mas também para as pessoas direta ou indiretamente envolvidas com eles.

Agora, há os "ex", as pensões, as disputas judiciais para administrar. Sem falar que os parceiros podem estar, emocionalmente, em fases distintas de desligamento de seus casamentos anteriores. Enquanto um já saiu de casa e devolveu os livros que nunca leu, o outro ainda escuta os CDs que gostavam de ouvir juntos. Enfim, uma guerra de lembranças.

Uma família não pode, pura e simplesmente, substituir a outra. Quem passa pela experiência de um novo casamento sabe bem disso. No entanto, apesar de todas as dificuldades, sempre é possível inventar um modelo de família (e de relacionamento a dois) que se ajuste a cada "recasal". E a única forma de encontrar esse modelo é construindo-o tijolo por tijolo, dia após dia.

O certificado de garantia expirou

Entre os casais atuais é cada vez mais comum o consenso: no lugar do papel passado, reconhecem a existência dos fortes laços que os unem, sendo eles próprios seus legisladores e fiadores.

O casamento continua sendo exaltado e, como todas as buscas pelo que é novo, esta se faz por tentativas as mais diversas, esperanças frustradas, deslumbramentos passageiros e modismos.

No passado, quando o amor-paixão acabava e a união era desfeita, ambos os lados experimentavam uma terrível sensação de fracasso. Hoje, essa sensação de derrota ainda existe, mas, por outro lado, a separação é considerada uma prova de coragem, de liberdade e esperança no futuro, rejeitando-se o conformismo. O verdadeiro dever não é mais interpretado em termos de sacrifício, paciência ou renúncia, mas de fidelidade a si mesmo. "Devo cuidar de mim e tentar ser feliz."

O casamento moderno tem seus alicerces em experiências positivas e no desejo de prolongá-las. Para muitos, a razão possível para permanecerem juntos consiste numa base aritmética de resultados. Um tipo de relação custo-benefício mais ou menos consciente de gratificações e serviços trocados: enquanto um ainda estuda, o outro trabalha fora para construir o futuro.

A essa altura, você deve estar se perguntando: sem o certificado de garantia do casamento no cartório e na igreja, o que pode dar aos casais uma relativa estabilidade?

O sentimento de amor, mesmo se precário, pode sustentar certas uniões pelo menos enquanto durar a febre amorosa. Os jovens continuam a se casar por amor, contudo também procuram no casamento um espaço de realização.

Não se trata, agora, de desempenhar um papel determinado pela sociedade, mas de encontrar um caminho de felicidade pessoal, uma zona de conforto. Esse casamento-refúgio, esse porto seguro contra as tempestades do mundo que as pessoas tanto procuram, significa uma utopia alicerçada em sonhos e gestos compartilhados.

Não há duas utopias iguais. Cada um terá de escrever a sua própria biografia afetiva. As possibilidades são muitas.

Há casais que preferem estabelecer fronteiras físicas, morando cada um em sua casa. Outros optam pela coabitação, o "morar juntos", tentando manter um total respeito pelas "áreas reservadas" do parceiro.

Segundo dados do IBGE, no time dos mais jovens, já atingem 31 por cento as chamadas uniões informais, aquelas em que homens e mulheres juntam "trapos", livros, discos e escovas de dentes sem papel passado.

Entre os separados, as variáveis também são muitas. Uns se dão bem com os ex-parceiros e participam de reuniões familiares amplas e irrestritas; outros só querem se encontrar com os "falecidos" diante do juiz, de preferência para vê-los sair algemados do tribunal...

Ainda restam uniões tradicionais, mas não tantas. Hoje, a família é cada vez mais considerada como uma união livre, voluntária e provisória de dois seres que se amam. Com isso, novas famílias brotam incessantemente do nada, outras constantemente caem nele, e as que permanecem unidas mudam a sua fisionomia.

"Os meus, os seus, os nossos"

Em seu livro *Pais, filhos & cia. Ilimitada*[10], a carioca Gladis Brun, experiente terapeuta de família, escreve: "Muita gente pensa que a família está acabando. Mas a verdade é outra. O que mudou foi o seu perfil e o trançado de suas relações... A família atual é a família que cada um constrói, desfruta e, às vezes, padece."

Por exemplo, há famílias que reúnem "os meus, os seus e os nossos", nas quais filhos de casamentos anteriores juntam-se com os atuais e crianças com diferentes sobrenomes convivem e transitam constantemente entre casas diferentes.

Há famílias gerenciadas apenas pelo pai ou pela mãe (e como é difícil ser mãe de filhos sem a presença da figura paterna ou vice-versa!).

Há ainda a "família-casulo", que protege a criança até ela desenvolver suas próprias "asas", como também a "família-clube", na qual todos estão ligados uns aos outros mesmo que não se "sintam" ligados: quando um entra, o outro sai; um chega para jantar às sete, o outro à meia-noite...

As histórias variam, mas o que interessa aqui é o fato dos recasamentos mexerem com a vida de muita gente e, literalmente, colocarem de pernas para o ar as relações familiares tradicionais. As mudanças são constantes e sempre sentidas de maneira diferente por cada um dos envolvidos.

A criança, por exemplo, precisa se acostumar à idéia de ter um pai e um padrasto, ou uma mãe e uma madrasta, além de tios, avós, primos, uma porção de novos "parentes".

A sogra terá de decidir que tratamento dispensará à nova nora. Vai encará-la como uma usurpadora ou como alguém que pode fazer seu filho feliz? E, no papel de avó, deve dar aos novos netos o mesmo carinho que dedica aos netos de sangue?

Em geral, as famosas relações familiares decorrentes dos afetos desfeitos e refeitos pelos recasamentos ("os meus, os seus, os nossos") são delicadas e surgem a partir de vínculos bastante frágeis e sensíveis, fortalecendo-se com o passar do tempo.

Alguns casais querem fazer tudo diferente, muitos desejam esquecer o que passou. Outros se recasam, embora continuem casados com seus antigos parceiros por meio das brigas constantes. Do casamento ao divórcio, e do divórcio a uma nova união, todos vêem uma luz amarela piscando: "Atenção".

Ante a realidade do recasamento, existe sempre uma pré-história e um futuro: para trás ficou a ex-mulher ou o ex-marido, os filhos (que costumam ser um problema ambulante), as perdas necessárias ou inevitáveis; para a frente, novos obstáculos terão de ser enfrentados (as dúvidas sobre os enteados, os avós postiços, os meio-irmãos, as comemorações, os rituais e as diferentes expectativas).

O buraco na cerca dos recasamentos

Por não serem "marinheiros de primeira viagem", os recasantes nunca partem da estaca zero. Seja qual for o cenário, eles vão morar em uma casa preexistente. Sua tarefa será sempre de reconstrução, ao contrário daqueles que casam pela primeira vez, que têm a chance de começar da planta.

Todos sabemos que reconstruir tem suas limitações, é sempre mais difícil e trabalhoso, o que talvez explique o fato da incidência de divórcios nos primeiros casamentos estar em torno de 40 por cento. Já a possibilidade de separação nos segundos e subseqüentes casamentos é ainda maior. Nos Estados Unidos, considera-se atualmente um sucesso aqueles recasamentos que conseguem sobreviver aos quatro ou cinco primeiros anos.

Isso acontece porque os recasamentos possuem mais buracos na cerca que os cerca do que os primeiros casamentos. São famílias mais complexas, nas quais irmãos podem ter duas mães ou dois pais, sendo que, para complicar ainda mais as coisas, cada um desses pais está ligado de forma diferente a cada um dos filhos ou enteados ("filhos postiços").

É bastante comum também que tanto o homem quanto a mulher, ao constituírem um novo casamento, estejam em idades emocionais diferentes.

Todos nós temos altos e baixos; muitas coisas boas acontecem, mas também se sente muita dor. Tentamos minimizar o sofrimento e nos mantermos abertos às mudanças. Todas as histórias de amor têm componentes bons e outros não muito, como preocupações, medos e respectivos cansaços.

Para trás ficou uma história de casamento interrompida e um passado que implica ferimentos importantes, mais ou menos cicatrizados. Afinal, uma parceria de anos sonhando em caminhar juntos, crescer juntos, construir juntos desmoronou.

Os múltiplos sentimentos decorrentes dessa situação podem gerar incompreensões e brigas. A tendência é dividir o grupo familiar entre aliados e adversários (os que estão do nosso lado e os que estão do lado contrário), dificultando a integração. Nessas condições, a família fica como aquele jogo de corda: cada um puxa para o seu lado. Cada família tem suas próprias normas, costumes diferentes, e daí surgem as comparações e contradições.

O maior medo das pessoas em relação ao recasamento é de que os problemas vivenciados anteriormente venham a se repetir. Passar por um divórcio é uma operação que dói e para a qual não existe anestésico eficiente.

A esse respeito, a terapeuta Gladis Brun alerta que é preciso criar recursos para evitar que o divórcio, seguido de um novo casamento, se transforme em lata de lixo dos problemas anteriores, dos outros.

Ao escolher alguém como um novo companheiro ou companheira de vida, muita carga não escolhida também vem de contrapeso, uma espécie de excesso de bagagem de relações anteriores. As dificuldades de formação de novos vínculos acrescentam-se a antigas feridas, algumas ainda abertas.

Por isso, devemos saber negociar, nos preparar, prevenir, a fim de proteger e cuidar melhor de nossos vínculos amorosos, pois muitas dores inúteis vêm de negociações malconduzidas. Precisamos encontrar meios de tirar o máximo proveito do bom e compensar de várias maneiras ou tentar reduzir o impacto do ruim.

Um novo casamento é ao mesmo tempo esperança e desafio. Aos poucos, o clima de antagonismo do início vai afrouxando e as pequenas delicadezas vão surgindo, por exemplo entre madrasta e enteado... Se o amor foi o responsável pelo projeto de recasamento, será o mais útil dos combustíveis nos acordos, recuos e constantes negociações.

Arquitetos da própria família

Quando os terapeutas falam que cada parceiro é "arquiteto de sua própria família", referem-se ao poder de influência dos casais no projeto de dar uma forma e uma estrutura à família que estão construindo.

Entretanto, como arquitetos de um recasamento, obviamente os parceiros não podem começar do zero. O trabalho envolve reconstrução, ou seja, pequenas modificações ou anexos à estrutura já existente, sem forçar os atuais moradores a mudar de casa durante a reforma.

Em um recasamento, cada um de nós é único e singular e vai ter uma experiência diferente com enteados, sogros, avós, tios e primos extras, que, do dia para a noite, se tornam "parentes". De início, as cartas mostram-se embaralhadas, mas, após uma fase de reconhecimento, com a devida avaliação, elas são colocadas sobre a mesa, e pouco a pouco se busca formar novos pares, novos vínculos.

Nós somos nossas histórias, sendo muito importante ter consciência delas e assumi-las. Essas biografias afetivas estarão sempre presentes, ajudando ou prejudicando a construção de futuros enredos.

Durante a paixão, a descoberta do novo amor vem junto com um sentimento de potência (de poder, aquilo que permite mudar o que poderia ser mudado), o oposto da impotência, tão conhecida no casamento anterior.

Casar de novo implica a crença de que se vai construir um futuro sem os desapontamentos do passado. Não vai ser fácil. A viagem continua. A bagagem adquirida no caminho, com as lembranças de cada parada, aumenta cada vez mais.

Não há fórmulas mágicas, e nenhum casamento ou recasamento atinge a perfeição. Pode-se afirmar, porém, que enquanto o processo estiver fluindo, com as dificuldades enfrentadas a dois, uma rede de hábitos, rotinas e cumplicidades se constrói. Haverá enganos, mas também muitas oportunidades para reparações.

É preciso atravessar as inevitáveis zonas de conflito para chegar às desejadas zonas de conforto, e assim manter acesa a esperança de mais uma vez ser feliz na vida.

Capítulo 12

Sexo: a eterna charada emocional

O ÓRGÃO MAIS LIBIDINOSO DO SEU CORPO É AQUELA MASSA de matéria cinzenta de 1.400 gramas, do tamanho de um melão pequeno, que fica dentro do crânio. Você pode até achar que as zonas erógenas ficam bem mais embaixo, mas sem os estímulos do cérebro sua vida sexual seria tão excitante quanto ficar parado em pé na fila do banco ou do ônibus.

No seu livro, *Por que os homens fazem sexo e as mulheres fazem amor?*[11], os terapeutas norte-americanos Allan e Barbara Pease explicam que a maioria dos nossos desejos emocionais e sexuais pode ser atribuída a mudanças hormonais que ocorrem no nosso cérebro.

O centro do sexo fica no hipotálamo, a parte do cérebro que também controla as emoções, as batidas do coração e a pressão sangüínea. Tem mais ou menos o tamanho de uma cereja e pesa cerca de 4,5 gramas. É maior nos homens do que nas mulheres.

É nessa área que os hormônios, principalmente a testosterona, estimulam o desejo pelo sexo. Se levarmos em conta que o homem tem de 10 a 20 vezes mais testosterona que a mulher e um hipotálamo maior, vamos entender por que é capaz de ter uma relação sexual praticamente a qualquer momento.

Sem negar todos os demais fatores que podem interferir, o apetite sexual é resultado de um coquetel de hormônios comandados pelo cérebro. A testosterona é o principal responsável, além das endorfinas, entre vários outros. Na mulher, fatores psicológicos como confiança e intimidade juntam-se para criar as condições que levam o cérebro a liberar o coquetel de hormônios.

No homem, o coquetel está sempre a postos e o interesse por sexo geralmente se mantém pela vida toda: os desejos e as fantasias podem ser os mesmos aos 30 e aos 70 anos. Só o desempenho pode não ser tão intenso, apesar de aprimorado em outros aspectos.

Aí se acentuam as diferenças entre homens e mulheres. A fome sexual é uma necessidade fisiológica real, mas para muitos homens qualquer pessoa serve para preencher o vazio.

Na mulher, a disposição para o sexo depende muito do que acontece durante o seu dia ou em sua vida. Se, por exemplo, ocorre alguma desgraça, corre o risco de perder o emprego ou tem alguém doente na família, tudo que ela quer é ir para a cama, "apagar" e não pensar em mais nada.

Entretanto, se o mesmo acontece com o homem, é provável que ele veja o sexo como um relaxante, um modo de se livrar das tensões acumuladas durante o dia.

As prioridades sexuais

Como alguém pode se satisfazer na relação sexual sem chegar ao orgasmo? Essa é uma situação impossível, pensam os homens. Por outro lado, se a mulher "chegou lá", é porque ele deve ter feito um bom trabalho.

O homem não entende que o orgasmo compulsório é um critério masculino para medir o sucesso, não feminino. Para a mulher, o orgasmo é bônus, um algo mais. Ela precisa de proximidade e calor, e é capaz de sentir enorme satisfação durante a relação sexual, sem necessariamente chegar ao orgasmo.

Por outro lado, para muitos homens a prioridade, ou seja, a relação sexual que vale a pena, é a escaldante. Entretanto nem todo ato sexual precisa terminar em explosões de êxtase. A mulher pode querer ser abraçada, acariciada e necessariamente não desejar um vendaval de luxúria. De fato, para muitas mulheres a coisa mais importante é a intimidade e não o quanto e como estão sendo "devoradas".

As prioridades sexuais de homens e mulheres são tão opostas que não faz sentido ficarem se castigando. Não há nada a fazer: eles são como são.

Contudo, os estudos revelam que as mulheres atuais são mais sexuais do que em qualquer época da História.

Conforme a Organização Mundial da Saúde, o ato sexual ocorre mais de 100 milhões de vezes por dia no mundo. Resultam disso aproximadamente 900 mil concepções e 350 mil casos de doenças sexualmente transmissíveis, o que sugere que diariamente se pratica mais sexo casual do que sexo comprometido. Como diz um ditado irlandês tipicamente masculino: "Mesmo ruim o sexo ainda é ótimo."

Os homens, em geral, não falam durante o ato sexual porque só conseguem fazer uma coisa de cada vez. Enquanto dura a ereção, é difícil falar, ouvir. As tomografias mostram que nesse momento sua concentração é de tal ordem, que eles ficam virtualmente surdos e mudos.

No caso das mulheres, a situação é bem diferente. Conforme se vê na prática e as pesquisas também comprovam, elas conseguem falar de amor, fazer amor e às vezes até atender o telefone ao mesmo tempo, pois têm a habilidade de fazer várias coisas simultaneamente.

Os estudos mostram que, antes da relação sexual, o tempo médio necessário para que a mulher vá da excitação ao clímax é de 13 a 15 minutos, ao passo que o homem demora apenas de 3 a 5 minutos. Em outras palavras, a mulher precisa de 3 a 4 vezes mais tempo que o homem para ficar sexualmente excitada, mas o parceiro muitas vezes não sabe disso.

Por outro lado, embora o sexo geralmente implique penetração, ela não é essencial para uma boa relação. Alguns casais curtem longas sessões de carinhos, às vezes com uma massagem relaxante, tanto quanto a penetração.

Sabemos que algumas mulheres atingem o orgasmo com a penetração vaginal profunda, mas a grande maioria acha difícil alcançá-lo somente com isso e requer algum tipo de estímulo direto e prolongado do clitóris, para aumentar sua excitação, para aquecer seu desejo até atingir o orgasmo.

Uma prioridade nas relações sexuais é que quando os hormônios estiverem fervendo, não devemos ir em frente a não ser com segurança. Muitos homens e mulheres levam para casa lembranças indesejáveis por deixar de praticar sexo seguro. Apesar dos inúmeros avanços da ciência, muitas doenças sexualmente transmissíveis, não só a Aids, ainda correm soltas. Portanto, antes de sair, apagar ou acender as luzes, camisinha bem ao alcance da mão. Sua vida depende disso.

As "barbies olímpicas"

Nos seus enamoramentos, um homem pode procurar uma mulher simplesmente pela sua aparência física. Essa é a história de muitos homens conquistadores que colecionam mulheres, mas não qualquer mulher, só aquelas que na nossa época poderíamos chamar de "barbies olímpicas".

Esses homens atraentes gravitam em torno de parceiras que se parecem com bonecas Barbies, lindas, magras, que freqüentam as academias e, por isso, têm os músculos ligeiramente arredondados e salientes. Olham para suas "barbies", queimadas de sol, siliconadas, lipoaspiradas, e ficam vidrados, sentem-se magnetizados, pois elas se encaixam perfeitamente na sua coleção.

Os adoradores da beleza sempre querem que seus troféus brilhem, que suas "barbies olímpicas" estejam fulgurantes, douradas como dita a moda, parecendo estátuas que, de repente, criam vida. Os conquistadores não estão emocionalmente ligados às mulheres, pois as percebem quase só como objetos para serem exibidos perante os amigos, e não como pessoas reais.

Homens assim não podem se imaginar ao lado de alguém que não seja linda e que não esteja disponível a qualquer hora do dia e da noite. Buscam o prazer imediato ao alcance da mão ou no máximo do telefone celular. É isso que hoje em dia se entende como "pronta-entrega", uma nova tendência que se acentua perigosamente.

Prazer instantâneo e rápida extinção do desejo são as características dessa "pronta-entrega". "Eu quero agora". A "barbie olímpica", por sua vez, tem de corresponder a essa voracidade, afinal os colecionadores se acham no direito de trocá-la por outra, mais aperfeiçoada, sempre que surge uma oportunidade. Em sua imaginação, quanto maior a variedade de "troféus" reunidos em um único dia, mais espetacular a coleção.

Grande parte dos conquistadores faz sexo como se estivesse comendo chocolate. Quando alguém põe um pedaço em sua boca, por pior que esteja o seu humor, o sabor é sempre ótimo.

A relação entre esse tipo de namorantes costuma ter a duração dos produtos descartáveis. Todos sabem que, quando se fala sobre sexo e amor, entrega imediata e curta duração costumam andar juntas. Tudo é efêmero, passageiro: trata-se da conquista pré-datada com dia e hora para começar e acabar. Mas essa pressa, muitas vezes, é uma indicação de carência, fome contida daquilo que tem durabilidade, como a sensação de amar e ser amado.

Quando o homem olha para uma mulher que considera atraente, sua reação é instantânea: uma onda de deslumbramento e desejo percorre o seu ser. "Barbies olímpicas" são dotadas do corpo escultural, espécimes perfeitos que não podem ser atingidos por nenhum arranhão. Se alguma coisa acontecer que altere ou danifique a beleza da sua "barbie", o homem conquistador se dá conta de que sua admiração e sua paixão desbotam rapidamente.

As mulheres que aceitam a condição de "barbies", por outro lado, fazem de tudo para serem vistas, desejadas, cobiçadas. Estão sempre correndo contra o tempo, como a maioria dos produtos, com prazos ameaçados ou prestes a vencer.

No passado, os homens disputavam mulheres de "carne e osso", agora brigam pelas de "pele e osso", sentindo-se no direito de impor essa condição. Essa é uma inversão arriscada, na qual o que está fora – a aparência, a embalagem, as etiquetas – é mais importante do que aquilo que está dentro – a inteligência, a personalidade, os valores. O que importa é a conquista, não a conexão emocional.

Como chegar a uma experiência compartilhada

Quando estamos separados, tendemos a caminhar para o outro a fim de nos sentirmos ligados. Já quando estamos conectados, eventualmente temos o impulso de nos afastar. Como diz Barbara Fishman, no seu livro *Ressonância: a nova química do amor*[12], existe um vai-e-vem, uma flutuação embutida em todos os relacionamentos amorosos.

Nenhum casal pode sustentar um tipo de independência que exclui a intimidade, pois isso faz a união definhar, como também nenhum casal pode manter um clima erótico eterno, aumentando a duração ou a intensidade do prazer infinitamente.

Os namorantes não precisam lutar pela separação ou pela conexão. Intimidade e independência costumam se alternar inevitavelmente. Por exemplo, é comum ter um fim de semana maravilhoso e brigar na segunda-feira de manhã. É natural alternar proximidade e distância: adormecer logo depois de ter feito amor, porque não se quer ser abraçado ou estimulado por mais tempo.

Na verdade, não se pode sustentar a intimidade 24 horas por dia, todos os dias. Um dos amantes sempre acaba fazendo algo que quebra o encanto: atender o celular, ir tomar uma bebida, ligar a Internet e passar um e-mail. Esse é um fato da vida que os filmes românticos tentam fazer-nos esquecer.

Nos amores humanos, há um fluxo sempre constante entre a separação e a conexão. Entretanto, muitos casais possuem um potencial para a "ressonância". Ressonância refere-se àqueles momentos de ligação profunda que nós sentimos nos nossos corpos, que nos iluminam, dão inspiração e aprofundam nosso relacionamento.

Quando ocorre a ressonância

Sabemos que a sensação de ressonância tem maiores probabilidades de ocorrer em determinadas condições.

Uma delas é quando nos sentimos seguros, protegidos. Por esse motivo, é importante traçar limites ao nosso redor: "fechar a porta" para deixar os problemas do lado de fora e somente a pessoa amada do lado de dentro.

É preciso também manter o foco, a sintonia consigo mesmo. Focalizar significa concentrar-se nos próprios sentimentos eróticos, prestar atenção no momento em que as sensações sexuais se espalham, tornam-se mais intensas, sentir a vibração, a transferência de energia.

Muitas vezes, perdemos o foco, sentimos um nervosismo alarmante espalhando-se pela nossa mente, ficamos ansiosos em relação ao nosso desempenho, tentando de mil maneiras ser o que imaginamos que o nosso namorante gostaria que fôssemos, achando que essa é a melhor maneira de sermos amados.

Nesse momento, pode surgir uma batalha interior, na qual sua "voz inimiga" diz que você está com aquelas gordurinhas a mais, não é nenhum atleta e seu corpo não se parece com uma escultura grega. Na verdade, ambos os parceiros precisam sentir-se bem um com o outro, mas não perfeitos, pois os momentos supremos de prazer e de ressonância ocorrem quando nos sentimos à vontade dentro da nossa própria pele e nos entregamos.

Além do mais, para se conectar ao outro e ter sexo com ressonância, é imprescindível desligar a televisão, distanciando-se do mundo lá fora, temporariamente "apagado". A última coisa que desejamos na hora de dividir o prazer é ter um aparelho de controle remoto nas nossas mãos. Não queremos, nesse momento, apertar a tecla *fast forward* ("em rápida sucessão para a frente") e queimar etapas.

Igualmente, não precisamos pressionar a tecla "mudo" e eliminar os sons ou suspiros, e muito menos mudar de canal, trocando de amante em nossa imaginação a cada momento. A televisão não é nossa caixa de ressonância nem é onde repercute o nosso prazer. Ele reside no outro, que está ao nosso lado, de carne e osso, ao vivo e em cores.

O que acontece nessas ocasiões especiais entre dois amantes é que se cria um ritmo, uma pulsação, uma sensação de totalidade, como "uma vela acesa por uma chama que se separa repetidamente em duas e volta a se juntar" (Martin Buber).

Capítulo 13

Abrindo caminho para o amanhã

O AMOR É UM SENTIMENTO DESESPERADAMENTE PROCURAdo, mas infelizmente muito pouco compreendido. Em geral, confundimos amor com paixão, e depois ficamos decepcionados quando esse sentimento, a princípio tão empolgante e efervescente, acaba se diluindo em água morna ou gelada.

Para complicar ainda mais as coisas, aprendemos que o amor é eterno. Minuto a minuto, hora a hora, um batalhão de revistas, novelas, músicas, filmes e livros vendem a fantasia do amor romântico. Enquanto isso, todos nós, reduzidos à condição de meros espectadores, ouvintes e leitores, aumentamos as nossas expectativas quanto ao que seria uma história de amor bem-sucedida.

No entanto, não é fácil ser romântico quando se está exausto depois de muitas horas de trabalho, além do desgaste provocado pelos cuidados com a casa e a família. Da mesma forma, fica difícil sentir desejo e prazer quando se tem a sensação de que, na escola da vida a dois, não há férias.

Mesmo que os casais entendam racionalmente que muitos dos problemas vêm de fora, no íntimo culpam um ao outro. "Sinto que ele dedica quase cem por cento do seu tempo ao trabalho e praticamente zero ao casamento."

Inicia-se, então, um processo de afastamento e erosão. Devagar ou repentinamente, o amor se apaga, e a "caixa-preta" da realidade acaba se revelando muito diferente daquilo que um dia os namorantes sonharam.

Para muitos, o amor é um sentimento irresistível e impossível ao mesmo tempo. De um lado, é deslumbrante, iniciando-se com o anseio e a sensação de fusão e totalidade: duas pessoas podem tornar-se uma só e ser felizes para sempre. De outro lado, essa vivência revela-se impossível, pois a fusão total de desejos e interesses não passa de algo momentâneo, restrito ao estado da paixão. Na maior parte do tempo, cada um dos namorantes tenta manter a identidade, a personalidade e, ainda assim, ser capaz de amar.

A busca pela fórmula do amor

No passado, procurava-se compreender a estrutura do amor, com definições do tipo "Amar é..." Tentava-se descobrir quais são seus "tijolos emocionais", ou seja, os seus componentes. Listas intermináveis foram elaboradas com todo tipo de "ingredientes" que o sentimento poderia conter. Mas esses elementos do amor (desejo, atração, diálogo, perdão, entre outros) não explicavam por que amamos determinadas pessoas e outras não.

Tempos depois, surgiu a idéia que ficou conhecida como teoria triangular do amor. Segundo ela, esse sentimento vital apresenta três componentes básicos: intimidade, paixão e compromisso. Vários autores utilizaram a proposta com ligeiras variantes — por exemplo, substituindo intimidade por amizade, romance, e assim por diante. Você mesmo pode ter criado a sua versão e aplicado em sua vida: "Para mim, o amor é basicamente companheirismo, respeito e dedicação."

Recentemente, em seu livro *Love is a story (O amor é uma história)*[13], o psicólogo norte-americano Robert Sternberg propôs uma nova idéia: o amor é uma história. Seu conceito principal é de que, em geral, nos apaixonamos por alguém que vive uma história semelhante à nossa, mas com um papel complementar, ou seja, os namorantes são atores ou parceiros coadjuvantes. Por outro lado, se nos apaixonarmos por pessoas com histórias totalmente opostas à nossa, o amor e a relação estarão em risco. Nesse caso, de duas uma: ou mudamos a relação de amor, ou mudamos a nossa história. Apesar dos riscos, essa é uma escolha freqüente, afinal, ao longo da vida, são inúmeros os envolvimentos afetivos e sempre existirão amantes tentando compreender, melhorar ou transformar seus relacionamentos íntimos.

Ao mesmo tempo, os namorantes precisam criar uma história em comum, além de suas múltiplas histórias individuais. Ambos são igualmente responsáveis por escrevê-la, construí-la, alegre ou triste, longa ou curta, heróica ou vil. Vale lembrar sempre que os traços de personalidade de cada um, as experiências passadas de amor e ódio, confiança e desconfiança, também exercem uma influência decisiva nesse processo.

Tudo se passa como nas histórias de amor presentes em novelas, filmes e romances, com a diferença que na vida real nem sempre podemos contar com um final feliz. No entanto, muitas pessoas ainda cultivam esse ideal e acreditam que somente o estado de paixão faz a vida valer a pena. Essa é uma ilusão perigosa, pois cega os nossos olhos, e acabamos por sofrer ainda mais com os desencontros, as desilusões e as traições.

É necessário considerar, portanto, o seguinte: por mais excitante que seja o início de uma relação, pouco a pouco nós descobrimos que o momento definitivo no amor não é o do encontro, o primeiro longo olhar, a carícia inicial. O amor é muito mais do que uma necessidade passageira, "uma coceira que se satisfaz com uma coçadinha rápida".

A primeira vez certamente tem a sua importância, mas não podemos esquecer que se trata apenas de uma abertura para um futuro ainda desconhecido.

Uma nova geração de namorantes

Nos dias atuais, em que os apelos sexuais estão supervalorizados, invadindo nossas casas pela música, pelas revistas e sobretudo pela televisão, parece que o amor se transformou em um conjunto de habilidades e técnicas não apenas fácil de encontrar, mas também rápido de aprender, bastando seguir as regras. É como se o lema fosse: "Solte o seu cinto de segurança!"

O desejo de conquistar toma conta de muitas pessoas. Algumas agem sozinhas e se valem do que estiver à mão, ou seja, traçam seus planos de acordo com a evolução dos acontecimentos. Outra saem buscando experiências transitórias, superefervescentes. Pensam: "Vou esquecer da realidade e me entregar ao sonho do prazer infinito."

Quando se trata de encontrar um estranho para um romance, homens e mulheres costumam utilizar táticas de guerrilha. Ataques rápidos, pequenos recuos, logo seguidos de novos ataques. A ordem é usar frases de efeito ou toques provocantes para iniciar um contato.

As frases penetram fundo na imaginação e alcançam seu objetivo, como acontece em filmes e novelas. Uma boa frase de efeito pode dar água na boca, atrair, deliciar, instigar: "Estou louco de amor", "Amor e prazer em partes iguais", "Ou agora ou nunca". As mensagens sedutoras demonstram interesse sexual e exigem que o outro esteja disposto a correr o risco de "transgredir mandamentos".

Existem vários tipos de táticas de guerrilha, alguns surpreendentes, outros comuns. O contato pelo olhar é um recarregador de bateria que desperta intensa emoção, embora na maior parte das vezes dure apenas alguns segundos. Os passos seguintes, depois de escolher o alvo, é captar a atenção do outro e se aproximar. Aqueles que estão disponíveis usam mais o corpo e o ritmo quente das novas músicas e danças para se encontrar.

Algumas dessas "conexões-relâmpago" causam apenas uma "dor de cabeça", sem maiores conseqüências. Os namorantes se aborrecem, ficam irritados, sentem-se vulgares ou infelizes, às vezes tudo ao mesmo tempo, no entanto logo "esquecem".

Mas existem também táticas de guerrilha malignas. Os "caçadores" de amores passageiros forçam a barra e acabam machucando a si mesmos. Quando se dão conta, seu coração já está ficando parecido com uma bola de pingue-pongue, na qual inúmeras pessoas deram cortadas, tiraram "lasquinhas" e depois sumiram na multidão.

Sem tantos riscos e mais possibilidades

Ao contrário dos "caçadores", existem os namorantes que paqueram apenas com a intenção de curtir, sem forçar a barra nem percorrer desesperadamente pontos de encontro à noite em busca do amor. Em geral, praticam o que se chama de "novo flerte", intimamente ligado à idéia de surpresa e de manter o futuro em aberto. Afinal, nada impede que um amor de brincadeira se transforme em um amor de verdade.

O novo flerte é *light* e implica uma ação espontânea e divertida, enquanto "caçar" envolve aproximação rápida, troca de carícias íntimas e um desfecho. É um comportamento artificial, premeditado, programado, cuja única função é matar urgentemente a fome sexual.

O ato de sair à noite e flertar naturalmente, por sua vez, gera um intenso prazer, porque erotiza a nossa vida. Quando flertamos, mantemos a dúvida e a transformamos em suspense. Ficamos nos perguntando: "Será que esse instante vai se eternizar ou não passa de um brilho nos olhos que desaparecerá em alguns segundos?"

O novo flerte também agrada porque não existe a obrigação de que o relacionamento aconteça. Devido à sua pura imprevisibilidade, pode ser praticado à noite ou durante o dia, com qualquer pessoa e em qualquer lugar. Às vezes, é silencioso: um sorriso, uma piscada discreta, um olhar mais demorado; em outras ocasiões, é físico: um leve toque, um beijo atirado com a ponta dos dedos ou apenas o tempo de um elogio.

Ao flertar, os namorantes não assumem tantos riscos e abrem novas possibilidades. Por isso, nesse caso, dificilmente fracassam, simplesmente se sentem diferentes. Em seguida, cada um segue o seu rumo ou decide prolongar o encontro e investir no relacionamento.

Seja qual for o caminho a ser seguido, o fato é que o flerte rompe as barreiras pessoais e faz as pessoas sorrirem para a vida. Contudo, não devemos sair por aí flertando a torto e a direito apenas para driblar a depressão. O flerte deve acontecer naturalmente, onde nos sentimos bem e com as pessoas que acreditamos ter coisas em comum conosco.

A vida torna-se mais pobre e perde o viço quando tudo se repete. Por isso, o mistério que envolve o flerte fascina os namorantes: nunca se sabe se o princípio da história terá o fim conhecido e desejado: o abraço.

Amor sem aviso

Sabemos que cada abraço é diferente e tem um significado especial: há o abraço do encontro, o abraço inesperado, o abraço longamente desejado. A linguagem dos abraços, o que eles expressam em cada momento, em cada situação, é imprevisível porque as possibilidades são infinitas.

O abraço comum dura alguns segundos. Depois, você começa a perceber que aquele toque se transformou em algo mais. Quando um homem e uma mulher se dão conta subliminarmente de que o abraço não é casual, normalmente têm uma reação instintiva, uma espécie de choque elétrico.

A reação do outro pode ser encolher-se, afastar-se ou, pelo contrário, fazer uma entrega e derreter-se nos seus braços. Isso vai depender de muitas variáveis, "onde, quando, como e por que", ou seja, em que lugar vocês se encontram e como foram parar nos braços um do outro. Além do mais, os abraços dados de coração podem ter todo tipo de repercussão: explodir sua cabeça, tirar o fôlego, encantar ou simplesmente reconfirmar que você tem um coração valente.

Todos nós já demos incontáveis tipos de abraços. Pode ser um abraço espontâneo, uma fuga momentânea da realidade que só retratou a embriaguez daquele instante. Pode ser um abraço ardente, uma concentração de prazer, quando o outro se derrete com o seu derretimento. Pode ser um abraço acolhedor, no qual um deixa fundir dentro do outro as batidas do seu coração.

Abraços, portanto, falam de mil coisas: eu o abraço para tentar descobrir alguma coisa; você me abraça para tentar me dizer alguma coisa. Às vezes, o abraço do seu namorante pode ser um pedido ou uma confirmação, outras vezes é simplesmente uma fome que vagueia como se fosse um fantasma que só pode ser satisfeita dessa maneira.

Cada vez que abrimos os braços um para o outro, ganhamos a possibilidade de nos entendermos e nos encontrarmos. São esses abraços que nos dão fôlego, criam pequenas reservas de energia para podermos depois nos voltar para a vida e ir à luta. A força que o abraço desperta é uma espécie de recompensa, de presente, que tem infinitos poderes: poder de agradar, de excitar, de encorajar.

O abraço, muitas vezes, já é mais ou menos esperado, portanto é um segredo sem segredos, mas para outros pode ser também uma caixa de surpresas que muito tem a ensinar. Portanto, vamos nos deixar levar pela tentação de abraçar cada vez mais a vida, pois esse fruto não é proibido, afinal cada um de nós é co-autor da nossa própria felicidade amorosa.

O amor e seus muitos destinos

Como tudo na vida, o relacionamento amoroso passa por muitas fases e temperaturas diferentes. Embora seja bom o fato de podermos, até certo ponto, planejar o futuro, o excesso de planejamento pode alojar-se na relação como um cobertor molhado e sufocar sua chama. Em vez de ardente, a ligação torna-se morna ou fria.

Por isso, devemos evitar a rotina, que pode tomar conta da união, como também as eternas repetições que ocorrem dentro de nós. É fácil "hibernar", "adormecer", acabando por deixar de lado a relação.

Mas os amantes não podem permitir-se ignorar o amor por longos períodos ou limitá-lo a ocasiões especiais. Datas simbólicas, como o Dia dos Namorados ou os aniversários de casamento, são uma boa oportunidade para demonstrar os sentimentos com gestos expressivos de ternura.

As melhores e mais significativas celebrações são as criadas por nós mesmos, como festejar anualmente o dia em que vocês fizeram amor pela primeira vez. Quando nos amamos desse modo, com uma atenção especial, colaboramos para a cicatrização das feridas causadas pelos atritos do dia-a-dia.

Esteja atento e não brinque com os sentimentos. Você não pode colocar água numa taça e acreditar que sentirá o sabor do vinho tinto. Água é água, vinho é vinho, amor de verdade é amor de verdade. Um não pode fazer as vezes do outro, sendo fundamental saber reconhecer cada um deles quando se apresentam a nós.

Isso também vale para a felicidade. Muitas vezes, passamos por ela depressa demais e nem a reconhecemos. Essa oportunidade jamais se repetirá. A boa notícia é que, apesar de passageira, a felicidade também se encontra em estado de potencialidade por toda parte, ou seja, quem procura por ela acabará achando.

Portanto, comece procurando. Depois, vá dando uma braçada de cada vez. A idéia não é cair direto na água, ora quente, ora morna, ora fria. Entre nela aos poucos, mas saiba que terá de nadar muito!

Para chegar ao final dessa verdadeira prova olímpica é preciso desenvolver um sentido de confiança em nós mesmos e em nossa capacidade de procurar. E não apenas isso: temos de gostar de quem somos para conseguir encontrar o outro e gostar dele deliciosamente.

Afinal, bons namorantes conjugam o verbo *amar* das mais diferentes formas, em todos os tempos, mas em especial no presente.

Notas bibliográficas

1. *Sem fraude nem favor: estudos sobre o amor romântico.* Jurandir Freire Costa. Editora Rocco, 1999.
2. *O amor: reinventando o romance em nossos dias.* Robert Solomon. Editora Saraiva, 1992.
3. *Sexo, afeto e era tecnológica.* Sérgio Dayrell Porto. Editora UNB, 1999.
4. *Da impossibilidade de viver sem mentir.* I. Krüger. Editora Pensamentos, 1998.
5. *Emotional resiliense.* David Viscott. Harmony Books, 1996.
6. *Até que a raiva nos separe.* Bonnie Maslin. Editora Ática, 1994.
7. *Letting go of anger.* Ron Potter-Efron e Pat Potter-Efron. New Harbinger Publications, Inc., 1995.
8. *A arte da guerra para apaixonados.* Connell Cowan e Gail Parent. Ediouro, 1999.
9. *Desencana que a vida engana: verdades e mentiras sobre a adolescência.* Laís Tapajós. Editora Globo, 1995.
10. *Pais, filhos e cia. ilimitada.* Gladis Brun. Editora Record, 1999.
11. *Por que os homens fazem sexo e as mulheres fazem amor?* Allan e Barbara Pease. Editora Sextante, 2000.
12. *Ressonância: a nova química do amor.* Barbara Fishman. Editora Rocco, 1994.
13. *Love is a story.* Robert Sternberg. Oxford University Press, Inc., 1998.

Sobre a autora

A PRIMEIRA VEZ QUE OUVI FALAR SOBRE SEXO DIFERENTEMENTE de cochichos foi em 1975, quando Maria Helena Matarazzo voltou ao Brasil, após morar e estudar durante quatro anos nos Estados Unidos. Maria Helena, ou Leninha, minha prima-irmã, irmã e amiga de todas as horas, foi a primeira brasileira a organizar cursos sobre sexualidade no país, formando multiplicadores nessa importante área de estudos. Criou também uma central de atendimento por telefone em que uma equipe sob sua orientação esclarecia as dúvidas do público. Um trabalho que, por seu caráter pioneiro, exigia muita coragem e determinação.

Mas estas são qualidades que nunca faltaram a Maria Helena, posso dizê-lo com a segurança de quem teve o privilégio de acompanhar de perto sua trajetória de vida.

Leninha nasceu numa família abastada, com uma solidez vulnerável. Tendo passado por vários traumas, procurou dar um novo significado para sua vida. Muito cedo, por volta dos três anos, sofreu um acidente que causou uma deformação em seu rosto, provocando um sofrimento que durou muitos anos. Naquela época, não havia cirurgia plástica; portanto, a sutura tirou-lhe a beleza de menina. Ainda no início da adolescência fez a primeira plástica, seguida de muitas outras, através das quais foi corrigido, até o último vestígio, esse defeito. Tudo isso provocou nela um padecimento físico e mental que estimulou sua corajosa busca para vencer.

Desde cedo Maria Helena preocupou-se com os valores da vida, fazendo da Filosofia sua primeira faculdade. Casou-se, teve dois filhos e em 1971 foi para os Estados Unidos. Sempre sequiosa de novos conhecimentos, estudou Sociologia, Psicologia e Sexologia. Após quatro anos, voltou, separada do marido, com os filhos para criar e sem recursos financeiros. Seus recursos foram seus estudos e sua força de vontade.

Seu trabalho pioneiro na área da sexologia logo seria reconhecido por todo o Brasil.

Vale lembrar que esse caminho de dificuldades e lutas para sobreviver foi pautado por perdas irreparáveis. Ainda jovem, perdeu seu pai, cujo vínculo representava apoio e segurança. Em dezembro de 1996 perdeu tragicamente seu filho Alfredo.

Quem a vê tão cheia de vida, com seus gestos expressivos, com seu entusiasmo, com aquela alegria que contagia as pessoas, pode duvidar do percurso difícil que ela trilhou. Mas Maria Helena enveredou por uma viagem interior cheia de caminhos e atalhos para encontrar equilíbrio, bem-estar e o apoio em si mesma.

Quando atinge um novo patamar, ela quer, de algum modo, partilhar essa visão, comunicando-a às pessoas que procuram um novo significado de vida. É isso que ela vem realizando através de sua infatigável atividade como terapeuta, conferencista e escritora. Este livro representa mais uma contribuição nesse sentido.

Somente um ser sensível, criativo e preocupado com o sofrimento humano como é Maria Helena poderia responder tão bem a questões difíceis como as que são aqui expostas, sentindo-se, ao mesmo tempo, privilegiada por ajudar as pessoas a se fortalecerem e a estreitarem seus laços, seus vínculos de amor.

Besita Suplicy

Dezembro de 2002

Este livro foi composto na tipologia Zapf
Calligraphic, em corpo 11/16, e impresso em
papel Offset 90g/m² no Sistema Cameron da
Divisão Gráfica da Distribuidora Record.

Seja um Leitor Preferencial Record
e receba informações sobre nossos lançamentos.
Escreva para
RP Record
Caixa Postal 23.052
Rio de Janeiro, RJ – CEP 20922-970
dando seu nome e endereço
e tenha acesso a nossas ofertas especiais.

Válido somente no Brasil.

Ou visite a nossa *home page*:
http://www.record.com.br